广东省监管场所结核病防治200问?

● 广东省结核病控制中心 ◎编撰

● 陈瑜晖　陈文齐 ◎主编

SPM 南方传媒 | 广东人民出版社

·广州·

图书在版编目（CIP）数据

广东省监管场所结核病防治 200 问 / 广东省结核病控制中心编撰；陈瑜晖，陈文齐主编 . —广州：广东人民出版社，2022.12

ISBN 978-7-218-16427-4

Ⅰ . ①广… Ⅱ . ①广… ②陈… ③陈… Ⅲ . ①结核病—防治—问题解答 Ⅳ . ① R52-44

中国版本图书馆 CIP 数据核字（2022）第 256197 号

GUANGDONGSHENG JIANGUAN CHANGSUO JIEHEBING FANGZHI 200 WEN

广东省监管场所结核病防治 200 问

广东省结核病控制中心　编撰

陈瑜晖　陈文齐　主编

版权所有　翻印必究

出　版　人：肖风华

责任编辑：汪　泉

责任技编：吴彦斌　周星奎

出版发行：广东人民出版社

地　　　址：广州市越秀区大沙头四马路 10 号（邮政编码：510199）

电　　　话：（020）85716809（总编室）

传　　　真：（020）83289585

网　　　址：http://www.gdpph.com

印　　　刷：佛山家联印刷有限公司

开　　　本：889 毫米 ×1194 毫米　1/32

印　　　张：4.75　　字　　数：100 千

版　　　次：2022 年 12 月第 1 版

印　　　次：2022 年 12 月第 1 次印刷

定　　　价：48.00 元

编委会

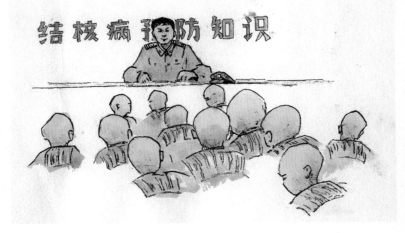

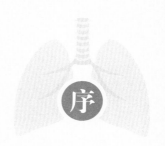

序

　　中华人民共和国成立前，西方列强称中国人为"东亚病夫"的病，就是指结核病，俗称痨病。因为当时没有特效药物，"十痨九死"的民间传言众所周知，结核病不仅给人民群众的生命安全和身体健康造成极大损害，也对整个民族造成了深远影响。中华人民共和国成立后，结核病防治工作受到各级党委政府和卫生健康行政部门的高度重视，随着抗结核药物的广泛应用和结核病综合防治措施的有效落实，其感染率、患病率以及病死率均大幅下降。在此基础上，世界卫生组织号召各国政府及社会组织积极行动起来，领导和组织本国人民共同防治结核病，提出2035年终止结核流行的奋斗目标（肺结核发病率低于10/10万）。目前，广东省结核病的报告发病率为50/10万左右，年递降率7.5%，要如期实现终止结核流行的奋斗目标，还任重而道远。

　　近年来，受人口老龄化、人口流动性等因素影响，叠加新冠肺炎疫情影响，结核病防治工作面临新形势、新任务，潜伏期感染、耐药性结核病等问题亟待解决，结核病的新药、新技术、新疫苗研发相对滞后；随着结核病防治"面上"工作措施的不断深入，重点场所、重点人群结核病防治问题凸显，对整体防治工作影响增大，制约终止结核流行的奋斗目标的如期实现。

监狱、戒毒、劳教等司法监管场所作为结核病聚集性疫情易发、多发地，被监管人员的结核病发现、报告、管理、治疗、感控等防治工作显得更加重要和迫切。基于此，由广东省结核病权威专家发起编写了这本以问题解答方式宣传结核病防治知识的科普书籍，广东省监狱管理局及监狱医院的同行们积极参与、大力支持，对该书的内容提出了许多宝贵建议，并组织了一些被监管人员创作绘画了书中插图，使该书更加图文并茂、通俗易懂。该书不仅对结核病基础知识及流行情况、防治政策及策略、防控措施、临床诊疗方法、健康宣教、院感防控等结核病防治知识进行了全面介绍，更对司法监管场所工作人员普遍关心的结核筛查、疫情发现、应急处置、健康管理、环境消毒等进行了详细介绍，既有很强的科学性和理论性，也具有较强的实用性和可操作性，适合包括监管场所工作人员在内的结核病防治战线工作人员作为日常工作参考，对普通老百姓科普学习也有一定的意义。

昌学锋

2023年2月于广州

目 录

CONTENTS

（四） 临床医疗

五 疫情管理及应急处置

（六） 院感管理

八 特殊人群

一、结核病及流行情况

① 什么是结核病？

结核病是一种由结核分枝杆菌（简称结核菌）感染引起的慢性传染病。结核病是一种古老的传染病，严重危害人类健康。从公元前2400年古埃及的木乃伊和我国湖南长沙马王堆汉墓出土的距今两千多年的古尸中，都发现他们曾经患骨结核、肺结核的病理证据。结核菌可以侵害人体的各种器官，如肺脏、肾脏、骨骼、胃肠道、脑膜、生殖器等。19世纪，在抗生素发明以前，结核病给人类健康带来极大的威胁，曾被称为"白色瘟疫"。我国则把结核病称为"痨病"，肺结核称为"肺痨"。过去人们常说的"十痨九死"，就是对肺结核患者悲惨结局的真实写照。直到1943年链霉素研发成功，人类才迎来了攻克结核病的真正转机。随后，多种抗结核药物相继问世，结核病的治疗取得突破性进展，患者生命得到挽救的概率才得以提升。

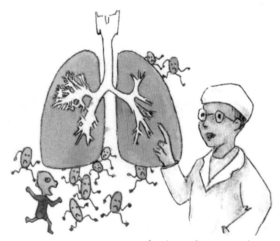

结核病是由结核杆菌侵入人体引起的一种慢性传染，可能发生在人体的任何部位,其中以肺部最为多见。

结核病定义

② 结核病的病原体是什么？

结核病的病原体是结核分枝杆菌，是由德国科学家罗伯特·科霍于1882年发现的。典型的结核分枝杆菌是细长形、略弯曲、两端钝圆的杆菌，抗酸染色呈红色，有抵抗盐酸酒精的脱色作用，故称之为抗酸杆菌。结核菌生长缓慢，在固体培养基中每分裂1代需要18—24小时。结核菌对酸、碱、自然环境和干燥有较强抵抗力，但在75%酒精中作用2分钟、5%—12%甲酚皂溶液接触2—12小时或煮沸1分钟均可杀灭结核菌。结核菌对阳光和紫外线敏感，直接阳光暴晒2小时可杀死痰标本中的结核菌。

❸ 结核菌长什么样子？

结核菌非常微小，肉眼根本看不见。结核菌经过抗酸染色后，在放大100倍的生物显微镜下可以看到。镜下可见结核菌细长形、略弯曲，常聚集呈分枝状排列分布。因结核菌的细胞壁含有大量的脂质，不易着色，经萋－尼氏抗酸染色后呈红色，无菌毛和鞭毛，不形成芽孢，有荚膜。典型的结核菌在形态上表现为细长形的略弯曲或直的、两端比较圆钝的杆状细菌，长约1—4μm，宽约0.3—0.6μm，单个散在或成双，有时候也可以呈丛状排列，有时呈X形、Y形或条索状形态。在人工培养基上，由于菌型、菌株和环境条件等差异，结核菌可呈现为多种形态，如棒状、近似球形或丝状。结核菌在体内外经青霉素、环丝氨酸或溶菌酶诱导后，可影响细胞壁中肽聚糖的合成，异烟肼影响分枝菌酸的合成，巨噬细胞吞噬结核菌后溶菌酶的作用可破坏肽聚糖，均可导致其变为L型，也可呈颗粒状或丝状。

❹ 结核菌的生命力顽强吗？

结核菌对湿热环境、酒精和紫外线敏感，但是对酸、碱、自然环境和干燥有抵抗力，在阴湿处能生存5个月以上；对抗结核药物易产生耐药性。因结核菌细胞壁中含有脂质，故对乙醇敏感，75%酒精作用2分钟可导致其死亡。在液体中加热到62℃—63℃，30分钟死亡。结核菌对紫外线敏感，直接阳光暴晒2小时可被杀死。根据此原理，可以利用紫外线对结核病患者的衣服、书籍等物品进行消毒。结核菌对异烟肼、利福平、链霉素、乙胺丁醇、环丝氨酸、卡那霉素、对氨基水杨酸等抗结核药物敏感，但长期用药容易出现耐药性。

⑤ 肺结核的潜伏期有多长?

肺结核的潜伏期是指人们感染了结核菌之后，到发病之前的这段时期。肺结核的潜伏期通常由以下两种因素来决定：（1）感染结核菌的数量和毒力。（2）感染者的抵抗力或免疫力。感染的菌量小、免疫力强的人潜伏期可能较长，而感染的菌量大、免疫力弱的人潜伏期可能较短。所以，有的人受到感染后可以在几个月内发病，而有的人可能在若干年后才发病。人感染了结核菌后，在其一生中，都有发生结核病的可能性，这种发病的概率约为10%。

⑥ 什么是肺结核、耐药肺结核?

肺结核，即平常所说的相对于耐药肺结核而言的普通肺结核，是指结核病变发生在肺、气管、支气管和胸膜等部位的结核病，是结核病最常见的类型，占各种类型结核病总数的80%以上。肺结核主要通过呼吸道传播，而造成结核病传播的主要传染源是排菌的肺结核患者。

耐药肺结核是指由耐药结核分枝杆菌引起的肺结核，此类患者感染的结核分枝杆菌通过体外的药物敏感性试验被证实在一种或多种抗结核药物存在时仍能生长。目前耐药结核病分为以下六种类型：

（1）单耐药：结核分枝杆菌对一种一线抗结核药物

耐药。

（2）多耐药：结核分枝杆菌对一种以上的一线抗结核药物耐药（但不包括对异烟肼、利福平同时耐药）。

（3）耐多药：结核分枝杆菌对包括异烟肼、利福平同时耐药在内的至少两种以上的一线抗结核药物耐药（至少同时对异烟肼和利福平耐药）。

（4）利福平耐药：结核分枝杆菌对利福平耐药，无论对其他抗结核药物是否耐药（包括对利福平耐药的单耐药、多耐药、耐多药或广泛耐药）。

（5）准广泛耐多药结核病：是指符合耐多药定义，同时对任意氟喹诺酮类药物耐药。

（6）广泛耐药：是指符合耐多药定义，同时对任意氟喹诺酮类药物以及至少对A组抗结核药的其他一种药物（贝达喹啉、利奈唑胺）耐药。

❼ 什么是肺外结核病，常见有哪些？

结核病可发生在除牙齿、头发、指甲以外的人体任何部位或组织，其中最常见的为肺结核（占80%以上）。结核病变发生在肺以外的器官和部位称为肺外结核，按照病变器官及部位来命名。

常见的肺外结核有以下几种：淋巴结结核、结核性脑膜炎、结核性腹膜炎、肠结核、肾结核、生殖系统结核（比如附睾、输卵管、子宫内膜、卵巢结核）、骨关节结核、脊柱结核等。

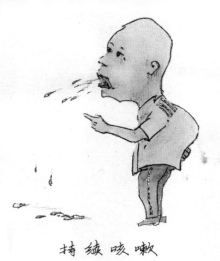

持续咳嗽

⑧ 肺结核有哪些主要临床症状？

　　咳嗽咳痰≥2周、痰中带血或咯血是肺结核的可疑症状。肺结核的症状不是结核病所特有的，症状程度与病变范围、进展情况和机体的反应性有关。大多数肺结核起病缓慢，部分患者可无明显症状，仅在胸部影像学检查时发现。在病变进展时，可出现咳嗽、咳痰、痰中带血或咯血等，部分患者可表现为反复发作的上呼吸道症状，如病变累及胸膜可出现胸痛、刺激性咳嗽或者呼吸困难；病变广泛或伴有胸腔积液、自发性气胸等情况时可出现气促、呼吸困难；病变发生在气管、支气管者多伴有刺激性咳嗽，持续时间较长，支气管淋巴瘘或支气管狭窄者，可出现喘鸣或呼吸困难。当病变范围广泛、炎症反应强烈时，常伴有全身症状，可出现全身不适、乏力、盗汗、间断或持续午后低热，食欲不振、体重减轻等，女性患者可伴有月经失调或闭经，有些患者出现植物神经功能紊乱。"盗汗"指的是肺结核患者入睡后异常出汗，醒后汗止，如偷盗行为，惯用"盗汗"来形容该症状。少数急性发展的肺结核可出现高烧等急性发病症状，部分可伴有不同程度的呼吸困难。此外，少数患者可伴有结节性红斑、疱疹性结膜炎或角膜炎等结核性超敏感症状。如合并肺外结核病，则可出现所累及脏器的相应症状。

肺结核是一种慢性病，症状大多由轻渐重，由不明显到明显，逐渐发展，多数患者早期症状较轻微，常没有引起注意或者被误认为是"感冒""气管炎"等，因此一旦出现肺结核有关症状特别是肺结核可疑症状时，应及时就诊并接受相关检查。

❾ 为什么一些肺结核患者没有症状？

首先，肺结核属于慢性病，病程往往呈现为一个逐渐发展的过程，症状大多由轻渐重，由不明显到明显；其次，也跟个人的敏感性和耐受性有关。临床上经常见到一些患者，肺部病灶已较广泛，仍没有表现出明显的症状。近一半患者早期症状较轻微甚至自觉无任何不适感，常不注意，咳嗽、咳痰这些症状常被误认为是"感冒"或"气管炎"。因此，要保持对肺结核的警惕性，如果出现咳嗽、咳痰≥2周，或痰中带血或咯血这些肺结核的可疑症状，就要及时就诊。定期体检对于发现早期肺结核患者有重要意义。

❿ 出现了咳嗽、咳痰就要怀疑得了肺结核吗？

咳嗽、咳痰是呼吸系统疾病常见的症状，非结核病所特有。一般而言，引起咳嗽、咳痰最常见的原因是上呼吸道感染，经过常规治疗或随访观察后可痊愈或明显好转。如果咳嗽、咳痰超过2周仍不见好转，就要警惕是否患肺结核，即使是在无明确知道的肺结核患者密切接触的情况下。因为在未知的情况下被传染肺结核的患者在临床中也屡见不鲜。有统计数据表明：咳嗽、咳痰2周及以上或痰中带血者中，有30%—40%最终诊断为肺结核。所以，对咳嗽、咳痰2周及以上或痰中带血者一定要高度怀疑是否患有结核病，这对于肺结核的早发现、早诊断、早治疗具有重要意义。

⑪ 结核病的分类是怎样的？

按照我国卫生行业标准，结核病分为三大类：

（1）结核分枝杆菌潜伏感染者：机体内感染了结核菌，但没有发生临床结核病，没有临床细菌学或者影像学方面活动性结核病灶的证据。

（2）活动性结核病：具有结核病相关的临床症状和体征，结核菌病原学、病理学、影像学等检查提示有活动性结核的证据。活动性结核按照病变部位、病原学检查结果、耐药状况、治疗史进行分类。①按病变部位分为原发性肺结核、血行播散性肺结核、继发性肺结核、气管—支气管结核和结核性胸膜炎。②按病原学检查结果分为病原学阳性、病原学阴性和病原学未查肺结核，其中病原学阳性包括涂片阳性、培养阳性或分子生物学阳性。③按照耐药情况分为：单耐药、多耐药、耐多药、广泛耐药和利福平耐药。④按既往的治疗情况分为初治肺结核和复治肺结核。

（3）非活动性结核病：无活动性结核相关临床症状和体征，细菌学检查阴性，影像学检查符合以下一项或多项表现：①孤立性或多发性钙化病灶；②边缘清晰的索条状病灶；③硬结性病灶；④表现为净化空洞；⑤胸膜增厚、粘连或伴钙化，在排除其他疾病的情况下，考虑为非活动性肺结核。

⑫ 肺结核会遗传吗？

肺结核不会遗传。肺结核是由结核分枝杆菌引起的一种慢性的通过呼吸道传染的疾病，本质是一种传染病，而不是遗传性疾病。但是有的结核病发病呈家族聚集现象，这是由于共同生活、密切接触导致结核菌在家庭内传染所致，而不是遗传基因引起。因为结核菌通过空气传播，当一个家庭中出现传染源（排菌的肺结核患者），若未采取预防措施（如未经常通风，或患者咳嗽、打喷嚏时未注意掩口鼻等），很容易传染给共同居住或经常密切接触的其他家庭成员。

肺结核虽不是遗传病，但是如果孕妇患有肺结核，可能会通过血行传播（结核菌通过血液感染胎盘进而感染胎儿）、消化道传播（胎儿咽下被结核菌污染的羊水），导致胎儿在母体子宫内被结核菌感染而发病。

⑬ 结核病的流行历史有多久？

结核病是一种常见的经呼吸道传播的慢性传染病。它的存在历史悠久，流行广泛，早在公元前几千年前就证实有结核病的存在。

距今7000年以前的古代已经有结核病了。科学家贝特雷斯

（Bertheles）证明，在德国的海德堡（Heideberg）发现石器时代的人第4、5胸椎有典型的结核性病变。

在古代埃及的墓葬中发现木乃伊脊椎有结核性病变。在努比亚的木乃伊有5例脊椎结核，第五王朝（公元前2500年）的木乃伊发现有骨关节结核。

古希腊希波克来特（Hioopcrates，公元前460—公元前377年）详细记载了肺结核，而且认为结核病是传染性疾病，并提出结核患者应进食容易消化的食物、喝新鲜牛奶。

进入罗马时代，沙瑟斯（Celsus，公元前43年—公元20年）和波里纳斯（Plinius，公元23—79年）对肺结核有详细的记载，并提出了气候条件、转地疗法及开放疗法。罗马的加尔纳斯（Galenus，公元134—201年）详细地设计了肺结核患者的对症疗法，包括开设疗养院、设计每日生活规则等。

我国在湖南长沙马王堆汉墓发掘出的距今2100年前埋葬的女尸身上也发现左肺上部及左肺门有结核病的钙化灶。

我国医史中有关结核病的最早记载，则有《黄帝内经》所载的"虚痨"之症。

在17、18世纪欧洲工业革命时期，由于大量人口涌入城市，导致居住密集，食品匮乏和贫困，造成结核病广泛流行，曾被称为"白色瘟疫"，当时记载了每38个死亡者中就有1人死于结核病。我国古代把结核病称之为"痨病"，很多人因此病而死亡，故流传着"十痨九死"的说法。直到中华人民共和国成立前，结核病流行仍十分严重，当时结核病患病率最高的理发从业人员，每10人中就有2人患结核病；城市人群中，结核病死亡率高达200—300人/10万。

自20世纪40年代中期起，继链霉素、对氨水杨酸以及异烟肼、利福平等抗结核药物发现之后，结核病不再是不治之症，随着人们生活水平的提高和劳动条件的改善，结核病已大大减少。

但自20世纪80年代后期，世界结核病疫情又有所回升，流行日趋严重，不但发展中国家疫情居高不下，就连原先结核病控制较好的发达国家，结核病疫情也大幅度回升。

⑭ 目前全球结核病流行情况如何？

《2021年全球结核病报告》显示：2020年，全球新发结核病患者987万，发病率为127人/10万，估算发病数和发病率持续呈现下降趋势，但下降速度较往年有所减低。

2015—2020年结核病发病率累计下降了11％，仅略高于2020年终止结核病策略里程碑中下降20％目标值的一半。各国结核病流行的严重程度差异较大。30个结核病高负担国家的结核病患者占全球所有估算发病病例的86％，其中我国估算结核病发病数排第2位。

⑮ 全球结核病严重流行的主要原因是什么？

全球结核病严重流行的主要原因是：

（1）近几十年来人们对结核病的认识逐渐淡漠，一些国家的政府忽视结核病防治工作，防治经费投入严重不足。

（2）大量的移民和流动人群，造成结核病广泛流行。

（3）耐药菌的增多和传播。

（4）艾滋病的传播加重了结核病的流行。

（5）部分国家和地区的战乱与灾害，增加了结核病防治的难度，加剧了结核病的流行。

⑯ 我国结核病流行状况如何？

结核病严重危害人民群众健康，是我国重点控制的重大传染病之一。1949年10月1日中华人民共和国成立后，党和政府高度重视结核病防治工作，将其纳入经济和社会发展规划，不断增加防治经费的投入，加强机构建设，不断完善防治服务体系，通过卡介苗免费接种、大规模主动发现患者、全面推行化学治疗、加强重点人群防控和积极开展国际合作等一系列措施，结核病的患病率和死亡率较中华人民共和国成立前均大幅度下降。1979—2010年，全国共开展了五次结核病流行病学调查，全国结核病疫情有较大幅度的下降，活动性肺结核患病率下降了36.0%，涂阳肺结核患病率下降了64.7%。中华人民共和国成立以来，全国结核病发病率呈逐年下降趋势，尤其是2010年以来，我国结核病发病率的年递降率为3.2%，明显高于全球平均水平的1.5%。我国的结核病死亡率也呈明显下降趋势。结核病发病率和死亡率的稳步下降，充分说明我国的结核病防治取得了明显成效。世界卫生组织根据我国结核病信息监测系统中的结核病新患者登记数以及我国死因监测系统监测点的结核病死亡数据等，与中国疾病控制中心结核病预防控制中心的专家组，共同测算分析得出以下结论：我国2020年估算的结核病新发患者数约84.2万人，位居全球第二位（仅次于印度），估算发病率约为59人/10万，估算结核病死亡3万人。

⑰ 我国结核病流行特点是什么？

我国结核病的流行特点：（1）感染人数多，据有关调查，我国约20%成年人受结核分枝杆菌感染并长期处于结核分枝杆菌潜伏感染状态，全国结核潜伏感染人群负担较重。（2）现患肺结核患者数多，我国是全球30个结核病高负担国家之一，世界卫生组织《2021年全球结核病报告》估算，我国2020年新发结核病患者数84.2万，位居全球第二位，仅次于印度。（3）近年来全国肺结核报告发病数下降明显，特别是新冠疫情发生以来，全国肺结核报告水平出现明显下降。（4）我国结核病死亡率始终处于较低水平（2.2/10万左右），在传染病死因顺位中占第二位。（5）我国是全球30个耐多药肺结核高负担国家之一，世界卫生组织《2020年全球结核病报告》估算，我国2019年利福平耐药结核病患者数6.5万，仅次于印度。

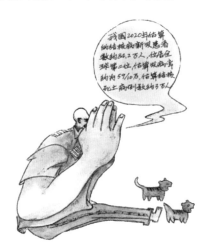

我国结核病现状

⑱ 我国结核病防控面临什么挑战？

我国结核病防治依然面临较大的困难和挑战，结核病防控工作任重而道远。（1）我国结核病疫情仍然比较严重，是全球30个结核病高负担国家之一，尽管发病率不到全球的一半，但由于我国是人口大国，结核病发病患者数仍然较多，位居全球第二位，每年新发结核病患者超过80万例。（2）耐药结核病防控任务艰巨。我国是全球耐药结核病的高负担国家之一，据《2021年全球结核病报告》显示，我国经实验室检查确诊的耐药肺结核患者有1.6万例，仅1.3万例接受抗结核治疗。与普通结核病相比，耐药结核病具有更严重的社会危害性，且具有治愈率低、治疗难度大、治疗费用高的特点。（3）中西部和农村地区的结核病患病率相对较高，某些地区医疗保障不足导致患者经济负担重，存在因病致贫、因病返贫的现象。（4）防治工作新技术和新方法还不足。在世界范围内，尚未研发出更加有效的疫苗；新药、新技术推广难度大，疾病治疗周期长，缺乏短程的治疗方案。（5）影响因素复杂。人口流动、人口老龄化等社会因素增加了结核病发现和管理的难度；任何降低机体免疫力的个人行为因素和疾病都可使结核潜伏感染者发病。（6）社会对结核病的关注度不高，公众防治知识的普及程度不够，防范意识不足。

二、政策与策略

1 我国为什么将肺结核列为乙类传染病进行管理？

根据传染病病原体的传播方式、速度及其对人类危害程度，我国将传染病分为甲、乙、丙三类，其中甲类传染病最严重，称为强制管理传染病。其次为乙类传染病，称为严格管理的传染病。根据我国结核病的流行和发病情况，肺结核被列为乙类传染病进行管理，这样界定的原因是：（1）肺结核是我国发病和死亡人数较多的传染病之一，是严重威胁人民健康的重大传染病之一；（2）肺结核通过呼吸道传播，人人都有可能被感染，1名传染性肺结核患者若不加以治疗，1年平均可感染10到15名健康人；（3）耐药结核病的传染危害更大，感染耐药结核菌的患者一旦发病就是耐药结核病；（4）结核病防治问题是公共卫生和社会问题，需要加大政府领导力度、多部门合作、全社会参与，严格依法进行管理和防控。因此，我国将肺结核列为乙类传染病。

❷ 什么是卡介苗?

使用活的、减毒牛型结核分枝杆菌制成的疫苗,接种后可使人体对结核病产生一定的特异性免疫力。我国将卡介苗纳入国家免疫规划,出生3个月以内的婴儿无接种禁忌均应完成卡介苗接种。接种卡介苗对于预防结核病,尤其是可能危及儿童生命的严重类型结核病,如结核性脑膜炎、血行播散性肺结核等,具有明显的作用,降低了这些重症结核病导致的死亡率和致残率。

❸ 卡介苗接种对象有哪些?

卡介苗是我国计划免疫接种的疫苗之一,出生3个月以内的婴儿,无卡介苗接种禁忌应完成接种。一般来说,无接种禁忌症的新生儿出生后3天内均常规接种卡介苗,如果出生时未能接种,最好在12月龄内完成接种,3岁及以上儿童不予补种。3个月以下婴儿可直接补种,3月龄至未满3岁幼儿结核菌素皮肤试验阴性才能补种。接种方法是在左上臂外侧三角肌中部略下处进行皮内注射。卡介苗接种作为预防结核病的主要手段,其主要作用在于保护儿童免于患结核性脑膜炎及血行播散性肺结核。对艾滋病病毒感染儿童或原发免疫缺陷病儿童,由于接种可能会引起严重播散性卡介苗病,不推荐进行卡介苗接种。

④ 全球采取了哪些结核病控制行动?

1991年：第44届世界卫生大会提出了全球结核病控制的目标，鼓励各国积极参与全球结核病控制工作。

1993年：世界卫生组织宣布全球结核病进入紧急状态，并号召各国政府和非政府组织行动起来，与结核病的危机进行斗争。

1994年：世界卫生组织提出了有效控制结核病的框架，把直接督导短程化疗（DOTs）作为全球结核病控制策略，并提出了DOTs策略的5项要素。

1995年：世界卫生组织确定每年的3月24日为世界防治结核病日。通过世界防治结核病日大力宣传结核病防治知识，号召全世界人们团结起来共同与结核病作斗争。为实现结核病控制目标，世界卫生组织从1995年起，在全球推广DOTs策略，提出了强化DOTs策略和加速行动的建议，包括建立了一个名为遏制结核病联盟（Stop TB Partnership）的全球联盟，设立全球药物基金为贫穷国家提供抗结核病药物，要求重申政府承诺在DOTs策略中的作用和将战略重点放在22个结核病高负担国家。

1998年：世界卫生组织再次指出：遏制结核病行动刻不容缓，并提出建立遏止结核病的全球性合作伙伴。

2000年：3月24日世界银行和世界卫生组织在荷兰阿姆斯特丹召开22个结核病高负担国家部长级会议，提出阿姆斯特丹宣言，指出结核病已不再仅属于卫生界关注的事，而且已经成为严重的社会问题。

2001年：为尽快遏制全球的结核病疫情，世界银行与世界卫生组织在美国华盛顿召开了第一届遏制结核病合作伙伴（STOP TB）部长级论坛会议，提出了会后50天、50周、50个月、50年的特别行动，即：①50天后（2001年底）：完成制订国家的规划，启动全球控制艾滋病、结核病、疟疾基金；②50周后（2002年底）：发现率达35%，建立结核病控制机构间协调委员会，全球结核病药物基金提供每年治疗100万患者的药物；③50个月后（2005年底）：发现率达70%，治愈率达85%，开发耐多药肺结核和结核分枝杆菌／艾滋病病毒双重感染的有效措施，制订2006—2010年全球计划；④50年后（2050年底）：消除作为全球公共卫生问题的结核病。

同年，世界卫生组织公布了全球DOTs扩大计划，遏制结核病合作伙伴也开始实施全球遏制结核病计划。

2002年：联合国设立了全球抗击艾滋病、结核病和疟疾基金（简称全球基金），旨在为抗击世界上最具灾难性的三大疾病增加大量资源，并将这些资源送往最需要援助的地区。

2004年：世界卫生组织在印度首都新德里召开第二届遏制结核病合作伙伴论坛会议，近300名来自全球的各界伙伴参加，包括22个高负担国家的部长级代表、技术援助和经费资助机构的高层人士、非政府组织和结核病与艾滋病双重感染患者关系组织以及一些专家个人。会议的主题为"信守承诺"，再次强调政府的政治承诺，以期达到2005年全球结核病控制的目标。

2006年：世界卫生组织宣布实施遏制结核病策略。

❺ 什么是现代结核病控制策略（DOTs）？

DOTs是英文Directly Observed Treatment of Short Course的缩

写，国内简称为督导短程化疗，它由世界卫生组织与国际防痨和肺病联盟等5个非政府组织经过10年之久的研究试验，并在包括中国在内的许多国家推广应用所取得的现代控制结核病的经验，是人类长期与结核病斗争的经验总结。DOTs策略可以大量地直接发现传染源，几乎可以治愈所有新发现患者；能有效地减少耐药结核患者的产生，减少新患者的发生；患者无需住院治疗，治疗费用低。DOTs策略不仅仅是一项医疗措施，它还将强有力的各种药物治疗与新的现代卫生管理系统相结合，有效地控制结核病疫情在全球部分地区的回升。1994年世界卫生组织提出了有效控制结核病的框架，把直接面视下的督导短程化疗（DOTs）扩展为现代结核病控制策略，并提出了该策略的五个要素：

（1）政府的承诺：首先应该明确控制结核病是各级政府的责任，政府应该加强对结核病控制工作的领导和支持，要提供足够的经费以保证开展现代结核病控制工作的需要。

（2）利用以痰涂片显微镜检查为主的方式发现传染性肺结核患者。

（3）对涂片阳性的传染性肺结核患者，实行全程督导下的治疗管理，即每次服药都要在医护人员的直接面视下服用，并进行记录，以保证患者规律服药直至完成疗程，达到治愈。

（4）建立持续不间断的免费抗结核药物供应系统。国家对抗结核药物的生产、供应实行有效的管理，以保证药品质量并满足患者治疗的需要。

（5）建立统一的结核患者的登记、报告和监测评价系统。

❻ 什么是遏制结核病策略?

2006年3月17日,为大幅度降低全球结核病负担,实现联合国千年发展目标(MDG),世界卫生组织和全球遏制结核病伙伴(STOP TB)在总结分析多年来实施现代结核病控制策略(DOTs)的成功经验和发现新问题的基础上,提出了新的遏制结核病控制策略。该策略致力于各国当前所面临的挑战——如何继续加强结核病控制活动,同时也解决结核分枝杆菌与艾滋病病毒双重感染及耐多药结核的扩散问题。其核心是DOTs策略,在这一策略成功的基础上,同时承认结核分枝杆菌/艾滋病病毒双重感染和耐多药结核病的主要挑战。它也对DOTs策略的实施及其公平性和质量方面的制约作出反应,目的是确保所有结核病患者均能获得诊断和治疗,实现2015年的结核千年发展目标并减轻全球的结核负担。具体包括六个部分:

(1)提高DOTs质量:加强政府承诺,保证持续增长的资金投入;采用细菌学方法发现患者和督导下的标准化治疗,并保证治疗的依从性;设置有效的药物供应系统;健全监控系统和效果评价。

(2)应对结核分枝杆菌/艾滋病病毒双重感染,耐多药结核病和其他挑战:结核病和艾滋病防治联合行动;预防和控制耐药性结核病,实施DOTs-Plus策略;关注高危人群和特殊场所。

(3)致力于医疗卫生体系的改革:积极参与国家和全球的卫生工作;实施结核病控制体系的改革措施;吸纳其他领域的革新方法;将结核病关怀与呼吸系统保健相结合。

（4）吸纳所有的卫生服务提供者参与结核病控制：按照结核病关怀的国际标准，采用"公立—私立医疗机构合作"模式。

（5）动员患者和社区的力量：以宣传、交流和社会动员方式，组织社区进行结核病防治。

（6）促进科学研究：开展为结核病防治规划服务的应用性研究；协作研发新型诊断方法、药物和疫苗。

❼ 控制结核病的主要有效措施是什么？

积极发现和治愈传染性肺结核患者（痰涂片阳性），是目前结核病控制最有效、最符合成本/效益的疾病控制干预措施。也就是说，目前预防和控制结核病的最有效措施就是及时发现并治愈结核患者。这也是现代结核病控制策略（DOTs）的实质要求。控制和治愈结核病传染源的最有效方法就是直接面视下短程化学疗法，应用该方法能使结核病传染源短期内失去传染性，使患者能够得到彻底治愈、避免多种耐药患者发生，显著地减少复发。

❽ 什么是结核病防治宣传的关键信息？

（1）肺结核是一种严重危害人类健康的传染病，是我国政府决定重点控制的疾病之一。得了肺结核如果不能彻底治疗就可能丧失劳动能力，而且还会传染他人，对个人和家庭都是极大的危害。

（2）肺结核是一种经呼吸道传播的慢性传染病，主要通过患者咳嗽、打喷嚏或大声说话时喷出的飞沫传播给他人。肺结核是由一种叫结核分枝杆菌的细菌引起的传染病。但是，只有排菌的肺结核患者才有传染性。一般来说，被感染并不一定发病；只有当身体抵抗力降低时，才能发展成为肺结核。

（3）咳嗽、咳痰≥2周，痰中带血丝或咯血，应怀疑得了肺结核。其他常见的症状还有低热、夜间盗汗、疲乏无力、体重减轻等。

（4）我国县级及以上均设有预防、诊断、治疗和管理结核病的专门机构，拥有专门的检查仪器和设备，还有专科医生。出现肺结核可疑症状应该尽快到专门机构去检查。

（5）肺结核患者应转诊到专门的结核病防治机构检查、治疗和管理。为了保证结核患者能够得到正规的治疗，国家卫生健康委员会要求各级医疗卫生机构要将有肺结核可疑症状的患者和肺结核患者转到结核病防治机构进行统一的检查、治疗和管理。

（6）只要坚持正规治疗，90%的结核病是可以治愈的。采用抗结核药物治疗又称化学疗法，是现代结核病最主要的治疗方法，其他治疗方法均为辅助治疗。只要患者能按照医生的要求全程规则服药，绝大部分的患者都是能够治愈的。如果不坚持服药，或断断续续服药甚至自行停药，不但不能治愈肺结核，而且容易形成耐药，花费昂贵还不容易治愈。

（7）国家为活动性肺结核患者提供免费的抗结核病药品和主要检查。免费检查的范围包括：胸部透视、拍摄X光胸片和痰涂片检查。免费治疗的范围包括：统一方案的抗结核药物，除外耐药性肺结核。其他费用仍需自付或由医疗保障体系负担。

（8）一般来说，肺结核患者开始接受正规药物治疗后2—

3个星期，传染性显著降低甚至消失，痰中没有查出结核菌的肺结核患者，可以参加正常的社会活动（聚集性重点场所除外）。对结核病患者应该给予关怀和照顾，不应该歧视他们。结核病患者自己也要树立信心，坚持治疗，保持轻松愉快的心情有助于康复。

❾ **目前我国对肺结核患者诊疗有哪些优惠政策？**

早在2001年，国务院印发的《全国结核病防治规划（2001—2010年）》指导原则中就指出：对西部地区和贫困人群给予重点帮助；落实肺结核患者的归口管理和督导治疗；实行肺结核患者治疗费用"收、减、免"政策，对没有支付能力的传染性肺结核患者实行免费治疗。具体减免政策有：

（1）对可疑肺结核症状者提供免费痰液结核菌检查。

（2）对到结核病诊疗定点机构就诊的可疑肺结核症状者、疑似肺结核患者提供免费或减免的X线胸部摄片检查。

（3）对所有活动性肺结核患者提供免费抗结核治疗，但不包括有合并症、并发症的难治性肺结核及耐药性肺结核患者。

❿ **3月24日世界防治结核病日的由来是什么？**

3月24日是世界防治结核病日，这个纪念日的确定有着不同寻常的意义。1882年3月24日，德国著名科学家罗伯特·科赫在柏林宣布发现结核病的致病元凶——结核杆菌，为结核病研究和控制工作提供了重要的科学基础，为可能消除结核病带来了希望。

1982年，在纪念罗伯特·科赫发现结核杆菌100周年活动上，有与会者提议要像其他世界卫生日一样设立世界防治结核病日（World TB Day）。1995年底，世界卫生组织为更进一步推动全球结核病预防控制工作，唤起公众与结核病作斗争的意识，与其国际组织的倡议达成共识。于是，1996年3月24日，诞生了第一个世界防治结核病日。

每年全球都会在3月24日期间组织各类活动，以提高公众对于结核病影响健康、社会和经济的认识，并督促努力加快终止全球结核病疫情。

1996年2月8日，我国原卫生部发文，要积极响应世界卫生组织的倡议，积极开展"3·24"世界防治结核病日主题宣传活动。从1996年到2022年，我国已经连续开展了27年的主题宣传活动，在推动政府对结核病防治工作的关注和重视、提高公众对结核病防治的认识、营造全社会关注结核病防治的社会氛围、提升全民健康素养水平等方面都发挥了重要作用。

⑪ 预防结核病有哪些主要策略？

结核病是慢性传染病，根据传染病流行的三个基本环节，应按照相应的原则进行预防，即控制传染源、切断传播途径和保护易感人群。控制传染源，对患者进行隔离，对于耐药患者推荐先住院2周—2个月，尽早进行准确的诊断和合理的治疗，是目前公认的控制结核菌传播的最有效方法。保护易感人群方面，因人群对结核菌普遍易感，迄今为止，卡介苗虽然是最有效的结核病疫苗，但接种后不能使人体获得终身保护性免疫，也不能预防结核病的发生。为减少发病，可对新近感染、免疫功能缺陷者进行预防性抗结核治疗。总而言之，早发现、早诊断、早隔离、早治疗才是目前结核病防控的最重要手段，也是预防结核病的主要策略。

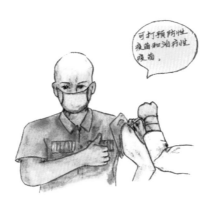

打疫苗可以起到预防和治疗作用

三、预防与控制

① 为什么监管场所人群容易患结核病?

监管场所人群是结核感染的高危人群,相对于普通社区,监管场所人群居住集中,相对拥挤,通风条件较差,医疗条件较为欠缺,一旦发生结核病容易引起人群中的传播。同时,监管人群部分人员伴发其他疾病,如艾滋病、糖尿病等一些导致免疫力降低的疾病,容易引起结核感染。此外,监管场所人群普遍精神压力较大、营养相对较差,对于疾病的抵抗力较弱,属于易感人群,因此,监管人群发生结核病和引起结核菌传播的风险较大。我国部分监狱的调查结果显示,在押监管人群的结核病患病率均远高于普通人群。

② 什么是结核病的传染源?

结核病是通过呼吸道传播的慢性传染病,但只有向体外排出结核分枝杆菌的结核病患者才具有传染性。排菌的肺结核患者（比如痰涂片检查结果为阳性）通过咳嗽、打喷嚏等动作将结核菌排入空气中，导致他人吸入后被感染，是结核病的主要传染源。不是所有类型的结核病都具有传染性，也不能认为结核患者一直都有传染性。

③ 结核病患者都有传染性吗?

由于肺脏与外界相通，在肺结核发展、恶化或形成空洞时，病灶中的结核菌大量繁殖，通过支气管排出体外，造成结核菌传播，这样的肺结核患者才具有传染性。传染性肺结核传染性最强的时间是在发现及治疗之前。当患者治疗后病情好转、稳定或治愈之后就传染性降低或不具有传染性。所以应当重视肺结核的早期发现，并科学彻底地治疗传染源。单纯肺外结核（如淋巴结核、骨结核、脑膜结核等）的患者大多数不具有传染性。

④ 监管场所中结核病是如何传播的?

结核病主要经呼吸道传播。监管场所中，人群密切接触机会较大，传染性肺结核患者在大声讲话、咳嗽、打喷嚏时，将带有结核菌的飞沫核散播于空气中。周围人群吸入带菌飞沫核，即有可能被感染。其中打喷嚏产生的含菌飞沫核的数量最多，咳嗽排第二位。结核病还可能过尘埃传播，即痰中的结核菌干燥后随着尘埃飞扬在空气中，被人们吸入后导致感染。另外，患结核病的牛所产的牛奶，未经消毒就饮用，也可能引起结核病的消化道传播，但较为少见。还有极少部分是通过破损皮肤、黏膜接触等感染。

⑤ 被结核感染的概率高吗?

全球有近1/4的人感染结核分枝杆菌并长期处于结核分枝杆菌潜伏感染状态。我国是结核病高负担国家,也是结核病中等流行国家。根据有关调查,2013年我国5岁及以上人群结核分枝杆菌潜伏感染率为18.08%,15岁及以上人群结核分枝杆菌潜伏感染率为20.34%,呈现出随着年龄增长而升高的趋势。据统计,男性结核潜伏感染率高于女性。

⑥ 如何预防感染结核菌?

(1)肺结核的传染源为排菌的肺结核患者,控制、消除传染源是预防结核感染的最根本措施。如发现周围的亲友或同事有肺结核可疑症状,应提醒他们尽快就诊检查以明确是否得病,及早发现、诊断和治疗可减少感染风险。

(2)规律生活、合理膳食,适当进行体育锻炼,强身健体,提高机体免疫力,以更好地对抗各种病原体的感染。

(3)养成良好卫生习惯,开窗通风,不随地吐痰,咳嗽、打喷嚏时掩口鼻,避让他人,减少疾病传播风险;

(4)婴幼儿按要求接种卡介苗,提高机体对结核菌的特异性免疫力。

⑦ 结核病有哪些危害?

结核病的危害主要表现在以下三个方面:

(1)对患者个人的危害:

①严重损害身体健康、影响生活质量。结核病是一种慢

性消耗性疾病，可侵犯呼吸、消化、泌尿、骨骼等多个人体系统，引起相应部位的病变。随着病情的进展可出现咳嗽、咳痰、咯血、胸痛、发热、盗汗、消瘦、乏力、纳差等不适症状，病变破坏人体正常组织，损害体内脏器正常功能，降低生活质量。病情严重时可导致并发症，如大咯血、自发性气胸等临床危急情况，威胁生命安全。

②严重影响学习和工作。得了肺结核之后一些患者需要暂时脱离学校或工作单位的集体环境，同时疾病、并发症或药物副作用带来的不适可能会影响学习和工作效率，病情严重的甚至可使患者丧失劳动能力。

③影响婚姻、生育及产生心理压力等问题。因为肺结核是一种传染性疾病，患者可能会遭受周围人的歧视，导致人际关系出现问题。部分生殖系统结核病的患者可因输卵管堵塞积液、附睾病变等问题而出现不孕不育。另外，患者还容易因对疾病及并发症出现多种心理反应例如焦虑、恐惧、抑郁或愧疚等，由此产生各种心理压力。

④结核病可使患者原有的基础疾病如糖尿病、尘肺等病情加重，给治疗带来更多的困难和挑战。

（2）对家庭的危害：

①传染性肺结核可能传染给家人，尤其是免疫系统功能尚未成熟或减退的儿童和老年人。

②患者发病期间劳动能力减低或丧失可使收入减少，同时诊治肺结核增加了家庭费用支出，从而造成家庭经济损失，病情严重的甚至可导致因病致贫或因病返贫。

（3）对社会的危害：

①传染性肺结核患者可将结核菌传播给密切接触的邻居、

同事、同学或朋友，造成结核病在社会上传播。尤其是大型工厂、学校、幼托或养护机构、监管场所等机构，如果防控措施不当，可能会引起多人发病的聚集性疫情，不仅危害个体健康，同时带来不良的社会影响。研究表明平均1名未经治疗的传染性肺结核患者1年内可以传播给10—15名健康人。

②病情严重者社会劳动力降低甚至丧失，减少对社会的贡献。由于大部分肺结核患者是青壮年，处于最具劳动生产能力的年龄段，若不控制疫情，保护劳动力，将会造成国民经济的较大损失。在我国某些农村地区，肺结核也是影响脱贫攻坚工作实施的重要原因之一。

③占用医疗资源，增加社会诊断和治疗疾病的负担。每年我国结核病患者近百万，其疗程长，部分患者病情较重，不仅影响健康，也需要耗费大量医疗资源。

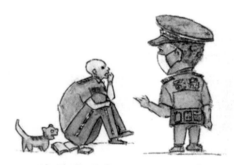

结核病患者影响学习和劳动

结核病的危害

8 耐多药肺结核有什么危害？

（1）耐多药肺结核治疗困难，对健康危害大。相比于普通肺结核，耐多药肺结核具有病情重、疗程长、治疗不良反应多、医疗费用高而治愈率低的特点。大多数耐多药肺结核患者需要18—24个月的抗结核治疗，广泛耐药患者则需要更长疗程甚至达36个月。随着病情的加重，治疗越发困难，即使选用以二线抗结核药为主的治疗方案，仍然有一部分患者是不能治愈的，治愈率低，病死率高。

（2）耐多药结核病治疗费用高，导致家庭负担沉重。耐多药结核病的治疗费用比一般普通结核病要高出几十倍甚至百倍，带来沉重的医疗负担，导致家庭灾难性支出的比例增高。耐多药结核病患者多数是反复治疗，巨大的医疗费用使部分患者耗尽家里原有积蓄，导致因病致贫、因病返贫，也有一些患者因经济困难而停止治疗。

（3）耐多药结核病威胁他人健康，对社会危害大。由于耐多药结核病的治愈率低又具有传染性，人体感染耐药菌后一旦发病就是耐多药结核病，被称为"会飞的癌症"。一部分患者不能及时地被发现和治疗，在人群中不断传播；已经发现的耐多药结核病患者，得不到及时有效的治疗，经久不愈，持续

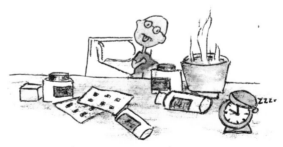

耐药结核病的防治已成为全球和中国结核病控制的重中之重。

排菌，增加了耐药菌传播的时间；患者在防护措施没做到位时乘坐公共交通工具或到人员密集的公共场所活动，给耐药菌向人群传播提供了可乘之机，扩大了传播范围，殃及更多的人。

⑨ 周围有人得了肺结核该怎么办？

（1）对结核病要有正确的认识，不应歧视患者，要积极主动协助患者及早就诊，树立信心，完成规则全程治疗，这不仅有利于患者早日康复，也是保护自己避免感染结核的最有效方法。

（2）如是肺结核患者的密切接触者，应及时到医疗机构进行结核病筛查。

（3）经常开窗通风，保持室内空气流通，降低结核传播风险。

（4）规律生活、平衡心理、合理膳食、适当锻炼，提高机体免疫力。

⑩ 在监管场所中发现和治疗结核病传染源对于结核病疫情防控有什么意义？

排菌的肺结核患者是结核病最主要的传染源。监管场所中人员相对聚集，共同生活，相互接触的机会多，如果周围存在排菌肺结核患者，导致与其接触的人持续吸入带菌飞沫，那么吸入细菌量较大，其他预防感染的措施（如提高机体免疫力、养成良好卫生习惯等）可能均难以奏效。只有控制肺结核患者向体外排出结核菌，才是阻断结核病传播的最有效措施。因此，及早发现肺结核患者，及早治疗，控制传染源并采取自我防护措施，远离感染风险，阻断结核病传播，对预防感染结核具有重要意义。

⓫ 吸烟对肺结核有什么影响？

（1）吸烟可增加感染结核菌的风险和肺结核的发生率。长期大量吸烟损伤支气管粘膜和肺泡壁，使局部抵抗力下降，降低对结核菌的防御能力。调查证明随着吸烟量的增加患肺结核的机会也随之增多。

（2）吸烟常延误结核病的发现及加重肺结核的症状体征。吸烟者常有咳嗽、咳痰，掩盖肺结核的症状，造成肺结核的发现延迟。吸烟者更容易出现呼吸困难、咯血、体重下降等。

（3）吸烟影响肺结核治疗的效果。如吸烟可引起消化道溃疡，增加胃肠道不良反应，增加治疗的困难。调查发现吸烟者肺结核的治愈率低于不吸烟者。

⓬ 为什么结核病患者在监管场所的公共场合也应该佩戴口罩？

肺结核是呼吸道传染病，排菌的肺结核患者是主要传染源，戴口罩可有效减少肺结核患者向周围环境喷出飞沫，从而避免结核菌飞沫核的形成，减少对周围人群的传染风险。监管场所的公共场合存在人员交叉接触情况，为减少结核病疫情传播，因此，肺结核患者在监管场所的公共场合也应佩戴口罩。

⑬ 哪些人感染结核菌后容易发生结核病？

人群对结核菌普遍易感，人体感染结核菌后，在一生中发生活动性结核病的概率大约为10%，发病大多数（70%左右）发生在感染后最初的两年内，其余则发生在免疫功能低下时。感染者是否发病除与感染结核菌的数量、毒性等因素有关外，还与机体免疫力有关。免疫力较低的个体接触传染性肺结核患者后易发生结核病。婴幼儿、青春期、老年人、营养不良、尘肺、糖尿病患者、恶性肿瘤患者、肾脏病患者、HIV感染者、器官移植者、长期使用免疫抑制剂者感染结核菌后，发展成为活动性结核病的风险较高，这些人容易发生结核病。此外，由于长期紧张工作或学习造成精神紧张及劳累、生活不规律等因素造成机体免疫力降低的结核菌感染者也易发生结核病。

⑭ 结核病易感人群如何预防发生结核病？

人类对结核病普遍易感，尤其是由于各种原因造成长期或暂时免疫力低下的人群。那么，结核病易感人群应怎样预防结核病的发生呢？首先，要努力去除引起降低免疫力的危险因素，如生活不规律、营养不良等，注意规律生活、平衡心理、合理膳食，提高机体免疫力；其次，尽量减少在通风不良、人群密集场所的活动；再次，及早发现周围的肺结核患者，采取自我防护措施，远离结核感染风险；另外，有基础慢性病的人群应坚持规范治疗和复查，提高抵抗疾病的能力；最后，做好自我监测，一旦发生肺结核时，能做到早发现、早诊断、早治疗，减少对健康的损害。

⑮ 什么是结核分枝杆菌/艾滋病病毒双重感染?

结核分枝杆菌/艾滋病病毒双重感染是指艾滋病病毒感染者同时也感染了结核菌,但属于感染状态尚未发展成为活动性结核病患者,称之为"结核分枝杆菌/艾滋病病毒双重感染"。如艾滋病病毒感染者或艾滋病患者同时患有活动性结核病时,则称之为"艾滋病合并结核病患者"。

⑯ 我国结核分枝杆菌/艾滋病病毒双重感染的发病情况如何?

艾滋病是由人类免疫缺陷病毒感染所导致的慢性传染病。结核分枝杆菌/艾滋病病毒双重感染是指人类免疫缺陷病毒感染者或艾滋病患者同时感染了结核菌或患有结核病。

我国是全球艾滋病合并结核的高负担国家之一。2020年世界卫生组织估计我国结核分枝杆菌/艾滋病病毒双重感染者患者数约为1.2万,报告发病率为0.84/10万。

由于艾滋病病毒感染者/艾滋病患者体内免疫细胞受损,免疫力低下,机体易发生多种感染,结核分枝杆菌感染是常见的感染之一。同时,艾滋病病毒感染/艾滋病的存在也加快了新近感染或潜伏感染结核菌的患者发展为活动性结核病的进程。结核菌感染是引起艾滋病病毒感染者/艾滋病患者死亡的主要原因,结核病患者中艾滋病病毒感染率也明显高于普通人群,两者互为因果,相互促进,带来沉重的疾病负担。

17 接触过肺结核患者就一定会患肺结核吗？

健康人接触过肺结核患者后，不一定就会患上肺结核。

首先，肺结核患者分为有传染性和无传染性，即接触的肺结核患者不一定向体外排菌。只有接触了传染性肺结核患者才有可能受到感染，而接触无传染性的患者就不存在被传染的风险。

其次，即使感染了结核菌也不一定会得肺结核，主要与感染的病菌数量、毒力和人体免疫情况有关。当感染的菌量少、人体免疫功能足够强大时，病菌可被免疫系统自动清除，不会发生肺结核；但是当感染的菌量多、毒力较大、感染者人体免疫力降低（如熬夜、受凉、重感冒、精神压力大、酗酒，或使用影响免疫力的药物等）时，就可能发生肺结核。由此可见增强体质、保持健康的生活习惯是防范肺结核的重要方法。

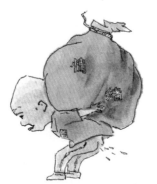

精神紧张，压力大，休息不好

人体免疫力降低就可能发生肺结核

⑱ 如果接触已知或疑似肺结核患者，应做些什么？

如果接触已知或怀疑为肺结核的患者，应去当地结核病专业医疗机构或结核病定点医院咨询，进行相关检查，以明确是否感染结核菌或罹患肺结核。特别是出现肺结核可疑症状时尤其不可大意。如果有咳嗽症状，应提供痰标本，检验其中是否有结核菌。还可进行若干其他检测，包括结核菌素皮肤试验和胸部X光检查等。根据是否感染或患病情况进行相应的处理。

⑲ 为什么要对监管场所中肺结核患者的密切接触者进行结核筛查？

实践证明，肺结核患者的密切接触者是结核病高发人群，对肺结核患者的密切接触者进行结核筛查十分必要。一是可以了解传染性肺结核患者对密切接触者的传染情况，及早检出新患者和新近感染者，及早处置，防止传染持续；二是也可检出潜在的肺结核感染者，便于采取相应的预防措施，阻断其继续传播。监管场所内人员接触密切，对肺结核患者的密切接触者进行结核病筛查可以防止疫情的进一步播散。

⑳ 密切接触者做检查后，都要进行预防性服药吗？

预防性治疗是预防结核病的重要措施之一，指对近期感染且发病风险较大的人进行抗结核药物治疗，其目的是尽可能杀死体内感染的结核菌，减少菌量，减少结核感染者发生结核病的机会。肺结核密切接触者经检查确定有潜伏感染之后，是否需要预防性服药，必须由专业医生判断，首先要排除活动性结核病和服药禁忌证的存在，在知情同意前提下进行。若接受预防性治疗，必须遵医嘱服药，并进行治疗管理，防止不良反应的发生。

㉑ 发现自己有肺结核可疑症状应如何处理？

肺结核是一种慢性病，症状大多由轻渐重，由不明显到明显，逐步发展。近一半的早期患者症状较轻微，常不引起注意，有的常被误认为是"感冒"或"气管炎"。如果自己出现肺结核可疑症状（咳嗽、咳痰2周及以上或痰中带血）时，应立即到医院检查，及早确定或排除肺结核诊断。如果确定是肺结核患者，应及时就医及早规范治疗，既可使自己早日恢复健康，又可避免传染他人。

㉒ 结核病能被彻底消灭吗？

理论上，结核病最终能被彻底消灭，但目前还暂时做不到。目前采取的结核病防治措施主要是针对患者群体，缺乏针对预防感染者发病的特效措施，因此结核病很难在短期内彻底消灭。想要彻底消灭，需要研发出新的有效预防和治疗工具，例如预防性疫苗和治疗性疫苗，有效的预防性疫苗在使用后可以保护健康人不被结核菌感染，有效的治疗性疫苗可以保护已经受结核菌感染的人不发病。接种卡介苗产生的保护作用是有限的。卡介苗是在20世纪20年代首次应用到人体的，因其安全有效，在全世界逐步推广应用。我们国家新生儿在出生后的24小时内接种卡介苗，它对预防儿童结核病，特别是预防儿童结核性脑膜炎和血行播散性结核病效果明显。但随着年龄的增长，卡介苗建立的预防作用逐渐减弱，15—20年后作用几乎消失。卡介苗距今已经有近100年的历史了，虽然不完美，但目前没有更好的疫苗替代。另外，结核菌非常"狡猾"，容易发生基因突变，这就是所谓的耐药，给治疗带来困难，导致原来治疗有效的药物杀菌效果减弱。此外，还有反复感染发病的问题。一般来说，经过规范治疗的肺结核患者，复发概率很低。但是，如果再次接触具有传染性的肺结核患者时，还是有被感染进而引起发病的可能。人体不是一次感染结核菌，就会对其产生终身免疫，不再得结核病了。因此，只有新的、更加有效的疫苗等新工具研制成功，才有望彻底消灭结核病。

㉓ 如何预防和控制耐多药结核病？

（1）加强健康科普，提高公众对耐药结核病的认识水平。

（2）提高普通结核病的诊疗质量，提高治愈率，避免耐药性病例产生。

（3）做好耐药结核病患者的管理，从发现、治疗等各方面提高医疗服务可及性，控制传染源。

（4）提高对耐药患者的关怀和健康促进水平，倡导患者不随地吐痰、在公众场所戴口罩、遵嘱服药等。

（5）加强政府保障，降低患者医疗费用负担，对低收入者予以适当救助，以保障患者得到全疗程药物治疗。

24 健康人群如何在日常生活中预防肺结核？

肺结核的预防重在保护和增强人体的抵抗力，其具体措施是：

（1）由于结核菌的感染是导致本病发生的直接原因，因此预防肺结核应尽量减少与肺结核患者，特别是活动性肺结核患者的接触。

（2）生活有常，即生活方式合理化和规律化。

（3）饮食有节，富营养，忌辛辣。

（4）所处环境保持通风，经常呼吸新鲜空气。

（5）保持乐观情绪，避免因不良的情绪影响抵抗力。

（6）经常参加体育运动，锻炼身体，增强体质。

25 结核病患者可以献血吗？

结核病患者是不可以献血的。根据我国《献血者健康检查要求》文件，明确指出献血者如为"各种结核病患者，如肺结核、肾结核、淋巴结核及骨结核等"，不能献血。

26 结核病防治核心信息是什么？

（1）肺结核是长期严重危害人们健康的慢性传染病。

结核病又叫"痨病"，由结核杆菌引起，主要侵害人体肺部，发生肺结核。得了肺结核如发现不及时，治疗不彻底，会对健康造成严重危害，甚至可引起呼吸衰竭和死亡，给患者和家庭带来沉重的经济负担。

（2）肺结核主要通过呼吸道传播，人人都有可能被感染。

肺结核是呼吸道传染病，很容易发生传播。肺结核患者通过咳嗽、咳痰、打喷嚏将结核菌播散到空气中，健康人吸入带有结核菌的飞沫即可受到感染。

（3）咳嗽、咳痰2周及以上，应怀疑得了肺结核，要及时就诊。

肺结核的常见症状是咳嗽、咳痰，还会伴有痰中带血、低热、夜间出汗、午后潮热、胸痛、疲乏无力、体重减轻、呼吸困难等症状。

（4）不随地吐痰，咳嗽、打喷嚏时掩口鼻，戴口罩可以减少肺结核的传播。

患者不要随地吐痰，要将痰液吐在有消毒液的带盖痰盂里，不方便时可将痰吐在消毒湿纸巾或密封痰袋里。

（5）规范全程治疗，绝大多数患者不仅可以治愈，还可避免传染他人。

结核病如不规范治疗，容易产生耐药。一旦耐药，治愈率低，治疗费用高，社会危害大。

27 监管场所中预防肺结核的措施有哪些？

监管场所是人群密集场所，人群接触密切，一旦出现肺结核患者，极易造成疾病传播，甚至暴发流行。

（1）对监管场所内人员积极开展结核病相关检查，早期发现肺结核患者，这是监管场所中预防肺结核的重要措施。具体发现方式和措施有：①因症就诊：日常对因疑似肺结核症状就诊的受监管人员拍摄X线胸片，并进行痰涂片、结核菌素皮肤试验（PPD）等检查。②入监（所）体检：对每位新入监（所）的受监管人员在入监（所）体检时均进行胸部X线检查并建档保存，如发现有可疑肺结核症状者，应同时进行痰涂片、PPD等检查，然后由监管场所医生会同当地结核病防治机构人员进行讨论并诊断。③健康检查：最常用的方法是普查。监管场所应定期开展结核病普查，每位受监管人员首先进行胸片筛查，对X线胸片发现可疑肺结核阴影者检查痰涂片、PPD等，以尽快明确诊断。④接触者筛查：对于涂阳肺结核受监管人员同监舍、同车间的密切接触者首先进行结核病筛查，对有可疑症状者或结核病疑似患者进行进一步的检查。⑤高危人群筛查：针对监管场所内吸毒人员、艾滋病病毒感染者或艾滋病患者、免疫功能低下及长期应用糖皮质激素的受监管人员进行胸部X线、痰涂片等检查也是发现肺结核患者的常用方式。

（2）隔离并治疗活动性肺结核患者，从而控制、消除传染源。

（3）已经感染结核菌的人员可进行预防性抗结核治疗，减少发病机会。没有进行预防性治疗者要定期复查或有可疑症状时及时复查，一旦发病及时处理。

（4）对监管场所的管理人员进行结核病防治专业知识培训，对其他工作人员及受监管人员进行结核病健康知识宣教。

（5）保持监管场所内环境清洁卫生和通风良好。

四、临床医疗

① 什么是肺结核可疑症状？

肺结核发病隐匿，在疾病早期，由于病情轻、病灶小而没有明显症状，即使有了症状，也和一些常见的呼吸道疾病的症状相似，没有明显的特点，容易被忽略。因此当咳嗽、咳痰2周及以上时，就应怀疑是否得了肺结核，如果伴有咯血或痰中带血，更应高度重视和注意。另外，肺结核可能伴随的全身症状有：发热、盗汗、消瘦、乏力、食欲不振等，妇女可表现为月经不调等。

② 肺结核是怎么发病的？

当结核分枝杆菌首次侵入人体开始繁殖时，人体通过免疫反应对结核分枝杆菌产生特异性免疫，影响肺内原发病灶和肺门淋巴结中的以及播散到全身各器官的结核分枝杆菌的繁殖。

原发病灶中炎症迅速吸收或留下少量钙化灶，肿大的肺门淋巴结逐渐缩小、纤维化或钙化，播散到全身各器官的结核分枝杆菌大部分被消灭，这就是原发感染最常见的良性过程。但仍然有少量结核分枝杆菌没有被消灭，长期处于休眠期，形成潜在病灶，这些潜在病灶中的结核分枝杆菌在机体免疫功能下降时，可重新生长繁殖导致发生结核病。

有资料显示，受到结核菌感染的人群，在一生中约有10%的机会发展成活动性结核病，当机体免疫功能低下时发病机会显著增加。

③ 哪些人容易得结核病？

理论上讲，人群对结核菌普遍易感，人人都有可能被传染，但感染结核菌后并不一定会发生结核病，相对而言，以下人群更容易感染得结核病：

（1）传染性肺结核患者的密切接触者。如患者的家庭密切接触者，尤其是儿童和老年人；与传染性肺结核患者有密切接触并同处一个学习、工作、居住场所的同学、同事或朋友；与肺结核患者接触的医务人员；其他在通风不良环境中与传染性肺结核患者密切接触的人群。

（2）未接触过或极少接触结核菌的人群。如未接种过卡介苗的婴幼儿（卡介苗是一种减毒活菌疫苗），或从结核病低流行地区到高流行地区工作或学习的人员，比如从边远少数民族地区到大城市打工或上学的青少年。

（3）免疫功能低下和肺部防御能力减弱的人群（如婴幼儿、青春期、老年人、营养不良者、未控制的糖尿病患者、艾滋病病毒感染者、艾滋病患者、尘肺患者、胃切除术后患者、长期血液透析患者、长期使用免疫抑制药物的患者等）。

④ 患了肺结核会出现哪些症状？

部分患者可以无任何症状，由结核病导致的肺部损害引起的呼吸系统症状主要有咳嗽、咳痰，多为慢性咳嗽；约1/3的患者会出现咯血，出血量大小不等，可表现为痰中带血、咯血甚至大咯血；胸痛常与病变累及胸膜有关，常常伴随着呼吸动作而出现，尤其是深吸气时较明显；呼吸困难常在病变广泛或伴有胸腔积液、自发性气胸等情况时出现。此外，肺结核患者在病变进展快、范围广、炎症反应强烈时常有全身症状，主要表现为全身不适、疲乏、食欲减退、低热、盗汗、消瘦、植物神经功能紊乱等，妇女可表现为月经不调。部分肺结核患者呈慢性低热，体温不稳定，昼夜体温可波动在1℃以上。可表现为长期午后低热，次日凌晨前退热，称为"潮热"。

咳嗽、咳痰2周及以上或痰中带血称之为"肺结核可疑症状"。

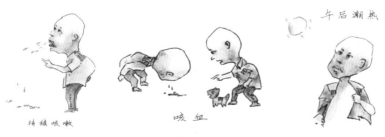

肺结核主要症状

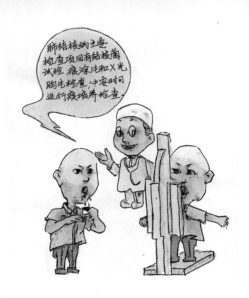

肺结核的主要检查项目有结核菌试验、痰涂片和X光胸片检查，必要时可进行痰培养检查。

⑤ 怀疑得了肺结核应做什么检查?

一旦出现肺结核的可疑症状而怀疑得了肺结核时，应该尽快去结核病防治机构、定点医院或综合医院就诊，进行肺结核诊断和鉴别诊断的有关检查。主要检查项目有胸部X片或CT检查，痰结核菌涂片和培养检查，痰分子生物学检查，结核菌素皮肤试验，结核抗体检测，γ—干扰素释放试验等结核病专科检查，当然如果病情需要，还要进行一些鉴别诊断的检查。

⑥ 什么是结核菌素皮肤试验?

结核菌素皮肤试验（Tuberculin Skin Test，简称TST），是一项用于检测是否感染结核菌的方法。临床上结核菌素皮肤试验常用的试剂为卡介菌纯蛋白衍生物（BCG-PPD）和结核菌纯蛋白衍生物（TB-PPD），PPD是结核菌素纯蛋白衍生物的简称，因此，临床上也称结核菌素皮肤试验为PPD试验。PPD试验是利用结核分枝杆菌的特异抗原检测人体的迟发型变态反应，以判断人体是否受到结核菌感染，是诊断结核病的辅助方法之一。PPD试验是将5个单位（0.1毫升）的PPD注射到人体前臂皮内，观察72小时（48—96小时）内的皮肤反应。

⑦ 结核菌素皮肤试验有什么临床意义？

结核菌素皮肤试验以注射部位硬结大小作为判断反应的标准，其临床意义如下：

（1）阴性：指无硬结或硬结平均直径<5mm。表示：①未受过结核菌感染；②已受结核菌感染，但在患有急性传染病、发热、使用免疫抑制剂、免疫功能低下等情况下可呈现阴性。③变态反应前期：从结核分枝杆菌感染到产生反应约需一个多月，在反应前期内结核菌素试验无反应。

（2）一般阳性：指5mm≤硬结平均直径<10mm；中度阳性：指10mm≤硬结平均直径<15mm。一般阳性和中度阳性表示：①接种过卡介苗；②已受结核菌或非结核分枝杆菌感染。

（3）强阳性：指硬结平均直径≥15mm或注射部位出现水泡、坏死、双圈、淋巴管炎等强烈的反应。表示受到结核菌或非结核分枝杆菌感染并具有较高的发病机会。

PPD试验强阳性在排除活动性结核病的存在后，可在被检查者知情同意基础上进行"预防性治疗"。PPD试验价格低廉、操作快速简便，尤其适用于人群数量大的密集场所的结核感染筛查，如学生群体。

8 结核菌素皮肤试验的禁忌症有哪些？

（1）发热。

（2）急性传染病（如麻疹、百日咳、流行性感冒等）、急性眼结膜炎、急性中耳炎。

（3）有多种药物过敏反应史、癫症史。

（4）患有全身性皮肤病。

（5）血液病。

（6）临床医生判定暂不适合进行结核菌素皮肤试验的其他情况。

9 结核菌素皮肤试验查验反应的注意事项有哪些？

（1）光线要充足，避免光线直接照射，影响视线。

（2）观察反应时，前臂衣袖要解开，胳膊稍弯曲使肌肉放松，以保证观察PPD反应的标准性。

（3）观察反应前，应先找到针痕，以免误将未注射者当作阴性反应处理。

（4）硬结反应明显者，可直接用尺测量，反应不明显者，需用食指轻轻抚摸确定硬结边界后测量。

10 结核菌素皮肤试验阳性有什么意义？

结核菌素皮肤试验阳性说明机体感染了结核菌或非结核分枝杆菌或接种过卡介苗，并非表明已经患了结核病。如果结核菌素皮肤试验结果为一般阳性反应，则诊断结核病的意义不大，需结合临床症状、检查等情况进行考虑；如果结核菌素皮肤试验为强阳性，可考虑结核菌或非结核分枝杆菌感染的诊断。需要注意的是，结核病病情较为严重、免疫功能减退、年龄大和营养不良等影响因素时，结核菌素试验也可呈阴性反应。

⑪ 什么叫结核菌素皮肤试验假阳性反应？

机体没有感染结核菌，但结核菌素皮肤试验结果却表现为阳性反应，称为假阳性反应，可能的原因主要有以下几种：

（1）非结核分枝杆菌感染。由于非结核分枝杆菌部分抗原与结核分枝杆菌存在交叉，对结核菌素皮肤试验有交叉反应，可能显示结核菌素皮试阳性。

（2）短时间内在同一部位重叠试验。

（3）紫外线照射的影响。

（4）注射引起的非特异性刺激也可以出现"阳性反应"，但这类假阳性少见。

⑫ 什么叫结核菌素皮肤试验假阴性反应？

结核菌素皮肤试验须警惕出现假阴性结果。假阴性是指机体虽已受结核菌感染，但结核菌素皮肤试验表现为阴性反应。可能的原因有：

（1）变态反应前期：从结核分枝杆菌感染到产生反应约需一个多月，检测时细胞免疫尚未建立，这段时间称为"变态反应前期"，在反应前期，结核菌素试验无反应。

（2）免疫系统受干扰：急性传染病，如百日咳、麻疹、白喉等，可使原有反应暂时受到抑制，呈阴性反应。

（3）免疫功能低下：重症结核病、肿瘤、结节病、艾滋病等结核菌素皮肤试验反应可降低或无反应，但随着病情好转，结核菌素皮肤试验可又呈阳性反应。

（4）试剂失效或试验方法错误，也可出现结核菌素皮肤试验阴性。

⑬ 结核菌素皮肤试验阴性反应结果的意义及处理方法是什么？

结核菌素皮肤试验呈阴性反应，可能有以下几种情况：

（1）PPD试验呈阴性反应，常表明人体未受过自然感染，或至少说明过敏性轻微。此类情况不需做特别处理。

（2）卡介苗接种不成功，此类情况应根据具体情况做不同处理。若未接种过卡介苗者可直接补种卡介苗，若已接种过卡介苗者不需做特别处理。

（3）感染时间短，免疫及变态反应尚未形成（变态反应前期），此类情况不需做特别处理，随访观察即可。

⑭ 结核菌素皮肤试验阳性需要服用抗结核药吗？

对于结核菌素试验阳性者要综合临床表现、痰液检验结果和X线检查结果等进行分析，作出诊断，最后再根据诊断来决定是否需要服用抗结核药。如果是活动性结核病患者则要进行规则全程的抗结核治疗；如果是结核潜伏感染者，属于下列的人群，由医生考虑给予抗结核药物进行预防性治疗，如：

（1）合并艾滋病病毒感染者。

（2）新发现菌阳肺结核患者家庭内受感染的儿童（特别是5岁以下）。

（3）儿童、青少年中结核菌素皮肤试验反应≥15mm者（重点是集中生活的学生、新参加工作人员和出国学习、工作的青少年）。

（4）新近感染者，比如PPD试验2年内硬结平均直径净增长值≥10mm者。

（5）长期服用糖皮质激素或免疫抑制药物、糖尿病、尘肺、长期进行透析治疗的肾功能不全患者。

（6）未经正规治疗的肺内有非活动性病灶者，由医生综合考虑是否给予预防性抗结核治疗。

⑮ 是不是感染了结核菌就会发病？

感染了结核菌不一定都会发病。若机体抵抗力强、感染的细菌数量少、毒力低，结核菌可以被人体免疫系统消灭而不引起结核病。若结核菌未被完全清除，与人体免疫力达成平衡状态而存留下来，这种状态称为"结核潜伏感染"。这类人结核菌素皮肤试验虽为阳性，然而无任何症状，肺部检查结果正常，也无肺外活动性结核。在潜伏感染者免疫力降低时，结核菌可趁机大量繁殖导致发病。但其实90%的潜伏感染者都不会发病，只有约10%的感染者在一生中最终发展成为结核病，且70%发病出现在感染后的1—2年内，高危人群感染者的发病风险比一般的潜伏感染者高。若结核菌侵入机体数量多，毒力大，而被感染者抵抗力弱，结核菌不能被消灭，反而不断繁殖，使机体各器官或组织出现病理损害，形成活动性病灶，甚至出现一系列结核中毒症状，在临床上称为"发病"。

⑯ 结核病患者与结核潜伏感染者有什么区别？

结核病患者与结核潜伏感染者最根本的区别在于人体器官组织有没有产生结核病变。结核潜伏感染者是指人体内已感染了结核菌，但细菌受到人体免疫力的抑制，停止繁殖或处于"休眠"状态，尚未出现结核病的临床症状，但这些感染者通过细胞免疫介导使免疫系统产生了对结核菌的特异性免疫反应，可呈现结核菌素皮肤试验（PPD）阳性的结果，而胸部X线等相关检查未发现人体内有活动性结核病变，病原学检查也未发现结核菌等。潜伏感染者不会将结核菌传染给他人，但是这些人一旦抵抗力（免疫力）下降，仍有可能会转变为活动性肺结核患者从而产生传染性。

当结核菌感染者出现肺结核临床症状如咳嗽、咳痰、咯血、胸痛、发热、盗汗、消瘦、乏力、食欲减退等，经胸部X线等检查发现体内有活动性结核病变、病原学检查发现结核菌或其他病理学检查发现结核病灶时，则称为结核病患者，他们有可能将疾病传染给他人。

⑰ 目前肺结核的诊断依据主要有哪些？

根据我国现行的肺结核诊断标准（WS288-2017），诊断依据包括以下五个方面：

（1）流行病学史：有肺结核患者密切接触史。

（2）临床表现：包括症状和体征。

（3）影像学检查：包括X线胸片、胸部CT、纤维支气管镜、超声检查等。

（4）实验室检查：包括病原学检查（结核菌涂片、培养、分子生物学检测、菌种鉴定等）、免疫学检查（PPD试验、γ－干扰素释放试验、结核抗体）和病理学检查。

（5）支气管镜检查。

⑱ 肺结核的诊断原则是什么？

肺结核的诊断是以病原学（包括细菌学和分子生物学）检查为主，结合患者的流行病学史、临床表现、胸部影像学检查、相关的辅助检查及鉴别诊断等，进行综合分析判断后做出诊断。确诊依据是病原学、病理学结果。

⑲ 肺结核的诊断分为哪几类？

肺结核的诊断分为疑似病例、临床诊断病例和确诊病例三类。

疑似病例指以下两种情况：（1）胸部影像学提示与活动性肺结核相符的病变；（2）5岁以下儿童，有肺结核可疑症状和体征，同时具有与涂阳肺结核患者密切接触史，或伴结核菌素皮肤试验中度阳性或强阳性，或γ－干扰素释放试验阳性。

临床诊断病例指胸部影像学检查提示活动性肺结核病变，结核病的病原学或病理学检查阴性，并伴有以下情况之一：（1）患者伴有咳嗽、咳痰、咯血等肺结核症状者；（2）结核菌素皮肤试验中度阳性或强阳性；（3）γ－干扰素释放试验阳性；（4）结核分枝杆菌抗体阳性；（5）肺外组织病理检查证实为结核病变者；（6）经支气管镜检查表现符合气管、支气管结核改变者。

确诊病例指获得病原学和病理学诊断的病例，包括痰菌阳性（涂片镜检、痰培养和分子生物学检测阳性）和肺部病变标本病理学诊断为结核病变者。

⑳ 肺结核诊疗过程中，为什么需要反复送痰进行病原学检查？

结核病的诊断，需要综合患者的临床表现、流行病学、实验室及影像学检查等进行判断。肺结核由于临床表现特异性不强，与其他呼吸道疾病的临床表现难以区分。虽然影像学检查对肺部病变的发现有辅助作用，但是对于一些表现不典型的病灶难以确定其性质，同影异病现象常见。痰的病原学检查是肺结核诊断及判定治疗效果的主要依据，同时也是判断传染性及疫情处置的重要依据。由于患者咳痰排菌非持续性，临床上往往需要多次送痰检查，以提高结核菌的检出率，并可进行相关的鉴别诊断，尤其对于诊断疑难的患者、治疗效果欠佳或难治性肺结核的患者，有非常重要的作用。其中，痰结核菌培养检查是抗结核治疗效果判断的金标准，培养后获得的菌株还可以进一步做菌种鉴定及药物敏感性试验，以判断肺结核分枝杆菌感染和耐药结核病，对于肺结核的鉴别诊断及耐药性发现至关重要。分子生物学等新的结核病原学诊断方法能提高痰标本的病原学检出率。

㉑ 如何留取合格的痰标本？

痰细菌学检查中能否查到结核菌，与痰中结核菌含量多少和留取的痰标本是否符合要求密切相关。留取合格的痰标本，是正确作出结核病诊断、判断治疗效果和是否耐药的重要依据，一定要认真对待。正确留取痰标本的方法是：（1）清水漱口。患者留取痰标本前，要用清水漱口数次，去除口腔中的食物残渣，避免因杂质影响检查结果。（2）留取深部痰液。深呼吸2—3次，用力咳出气管深部的痰液，每个痰标本量不少于3毫升。难以咳出痰液的患者可使用超声雾化取痰，可用3%—6%氯化钠盐水进行超声雾化吸入，诱导咳痰。（3）用贴有自己姓名等信息的标签的盛痰容器（痰盒）接在唇下，小心地将痰吐在容器中，不要留取唾液或鼻咽部分泌物，盛痰容器盖子应在吐痰时才打开，吐痰后立即盖好。（4）拧紧盖子时手不要接触容器或盖子的内壁，避免痰液泄漏到容器外部。（5）小心将盛痰容器盖紧，痰标本要及时送检，盖子朝上正放在指定的标本存放处，避免动作过大、盖子未盖紧、容器倒置导致痰液溢出，从而造成污染。若未能及时送检，盛有痰液的容器应放在阴凉处，如气温高应放在4℃冰箱保存且尽快送检。（6）咳痰完毕后要及时彻底洗手。

㉒ 留取痰标本后应如何送检？

留取痰标本后应将痰盒密封，采用专用的运输盒运送。在运送过程中，应全程保证痰标本容器的密封性，切勿倒置，以防痰液外溢。另外，应认真核对痰盒上的标签是否正确清晰，信息是否与检验单一致。留取的痰标本如当天不能检查，应放置在冰箱4℃左右的冷藏室内保存。

㉓ 结核菌药物敏感性试验有什么意义？

结核菌药物敏感性试验（简称药敏试验）主要用来判断患者体内的结核菌对即将使用或正在使用的抗结核药物是否存在耐药性。医生根据药敏试验结果为患者制定有效安全的抗结核治疗方案，保证治疗效果。

㉔ 镇咳化痰药可以治疗肺结核吗？

咳嗽、咳痰是肺结核的主要症状。它是由于结核菌破坏肺组织，或产生刺激作用，甚至形成干酪性坏死病灶，形成大量痰液聚集而引起的。镇咳药通过抑制延脑咳嗽中枢或抑制反射弧中的某个环节而发挥作用。化痰药主要是通过使痰液变得稀薄从而起作用。一般的镇咳化痰药物无法杀死结核菌，不能达到消除肺结核的根本目的，反而会因为咳嗽被抑制使痰液无法排出而掩盖病情或引起呼吸困难，加重病情。因此，患者不可擅自服用镇咳化痰类药物来治疗肺结核。

㉕ 肺结核患者如何治疗？

目前，国家推荐使用标准短程方案口服治疗肺结核，主要是选用高效、敏感、低毒的药物如异烟肼、利福平、吡嗪酰胺和乙胺丁醇等联合使用，根据患者体重情况确定用药剂量，可以起到杀菌灭菌和减少复发的作用。一般需要至少6个月的疗程，病情有特殊情况的需要延长疗程或调整用药方案（比如结核性胸膜炎、支气管结核、合并糖尿病等基础疾病、治疗期间出现不良反应等），治疗过程中患者需要接受服药督导等健康管理。肺结核患者的诊治以门诊为主，病情严重或需要接受特殊检查治疗（如支气管介入检查治疗、胸腔穿刺等）的患者，经住院治疗病情稳定或完成检查后可定期到门诊复诊。传染性肺结核、耐药肺结核住院治疗一段时间后，再接着在门诊治疗。

㉖ 肺结核的治疗原则是什么？

肺结核的治疗原则是"早期、联合、规律、适量、全程"。

（1）早期：即尽早诊断尽快治疗，在发病初期，病灶内血液供应好，有利于药物的渗透；巨噬细胞活跃，可大量吞噬结核菌，有利于组织修复，治疗越早、效果越好。（2）联合：即联合用药，制订合理的化疗方案，既提高杀菌抑菌效能，又可防止耐药性产生。（3）规律：即按时按量服药，保证机体内相对稳定的血药浓度，最大程度地杀菌和抑菌，保证治疗成功，减少复发和耐药发生。（4）适量：即药物剂量适当，既要达到杀菌抑菌的效果，又要避免用量太大引起不良反应。（5）全程：即坚持完成全疗程治疗，既提高治疗成功率，又可减少复发和产生耐药的风险。

㉗ 常见的抗结核药物有哪些？

常用抗结核药物包括一线抗结核药物，包括异烟肼（H）、利福平（R）、吡嗪酰胺（Z）、乙胺丁醇（E）和链霉素（S）以及抗结核固定剂量复合制剂等。此外，还有左氧氟沙星、环丝氨酸、丙硫异烟胺、利奈唑胺、贝达喹啉等二线抗结核药。

㉘ 什么是抗结核药物固定剂量复合剂（FDC）？

抗结核药物固定剂量复合剂（Fixed-Dose Combination，FDC）是将两种或两种以上的一线抗结核药物异烟肼、利福平、吡嗪酰胺、乙胺丁醇，按照固定的剂量配比，采用特殊工艺制成在同一药片中，这种复方制剂就叫做抗结核药物固定剂量复合剂。为了保证疗效，促使结核病患者能够联合、适量、全程、规律服药，世界卫生组织和国际防痨与肺部疾病联盟向全球推行FDC代替单药制剂结核病。FDC的质量保证要求其中的每种药物生物利用度不低于相对应的单药，每一药物成分均需达到有效血药浓度。只有通过了质量检测证明和生物利用度检验合格的FDC才能用于治疗。

㉙ 固定剂量复合剂（FDC）有哪些优势？

固定剂量复合剂有利于促进规则服药。抗结核药物固定剂量复合剂实际上是各种一线抗结核药物的物理组合，与单药制剂组配成标准治疗方案相比具有以下优势：（1）结核病需要几种药物联合用药，服用固定剂量复合剂，患者就无法随意挑选想服用的药物，既可保证疗效，也可以减少单药治疗引发的耐药；（2）患者服药片数量减少，患者接受度较高，可提高患者的服药依从性；（3）减少服药剂量错误的概率，由于每一片药物的剂量是固定的，根据患者体重调整服药的片数，可减少服用多种抗结核药物造成剂量错误的概率，既可避免因剂量不足导致的治疗失败，又可减少因剂量过高引起的不良反应的发生；（4）FDC只需开一种制剂，简化了处方，减少了医师处方错误概率；（5）有助于药品管理，简化药物的需求评估、采购、运输、储存和分配工作，既节约时间，又节约成本。

如患者出现对FDC中特定的某种药物不耐受或者发生不良反应时，可服用单药制剂。

30 结核病用药治疗的关键是什么？

治愈结核病的关键在于规则治疗。坚持规则用药，90%以上的患者可治愈。不规则治疗（如间断用药或中断用药，或提前终止治疗，或未联合用药），50%左右的患者可造成治疗失败，也可能导致耐药菌的产生，给患者带来沉重的疾病及经济负担。

31 什么是规则的抗结核治疗？

规则的抗结核治疗包括以下三方面：

（1）使用标准的治疗方案。普通肺结核患者可按医嘱使用标准的方案治疗；若病情有特殊情况（例如耐药性肺结核、出现药物不良反应、合并某些疾病、病情严重或进展较快等）

的患者，专科医生须按规范制定个体化方案治疗，并做好病历的书写和记录。

（2）坚持结核病治疗原则。坚持早期、联合、规律、适量、全程的化疗原则。

（3）定期复诊及疗效评估。患者定期到结核病定点医疗机构复诊，医生根据患者服药情况、病情变化、痰菌变化等进行疗效评估，并根据评估结果进行后续处置。如出现不良反应及时处置，保证治疗的有效性和安全性。

㉜ 不规则的抗结核治疗会产生什么后果？

不规则的抗结核治疗包括治疗方案不合理、剂量不合理、服药不规范、不能坚持全疗程治疗等，可导致药物对病灶内菌群杀灭不彻底，甚至产生耐药性，从而导致治疗失败或复发。无论是治疗失败还是复发均会造成患者病程迁延，组织、器官或功能受损，以及结核菌/耐药结核菌的持续传播。

㉝ 导致患者不规则治疗的原因主要是什么？

导致患者不规则治疗的原因包括患者方面、医疗方面、社会方面等，可能由其中一种原因造成，也可能由多种因素共同导致不规则治疗。

（1）患者方面因素：①对结核病缺乏正确的知识，没有充分了解结核病的危害性，不遵医嘱服药甚至自行停药；②合并了其他疾病或者出现严重的并发症，不能坚持治疗；③服用抗结核药物后出现不良反应，严重者可能导致中断治疗；④家庭负担重、经济困难，自费部分的费用或交通费也难以承受，造成治疗不规则甚至自行停止治疗；⑤患者对治疗缺乏信心，战胜疾病的意志不坚定，生活方式不健康，比如吸毒、酗酒等，这些也影响坚持治疗。

（2）医疗方面因素：①医生对结核病的认识不足，没有掌握结核病的诊疗技能，不了解现代结核病控制策略，未能制定合理的治疗方案；②医生对抗结核药物的不良反应特别是严重不良反应的处置能力欠缺，影响治疗的持续甚至导致治疗中断；③医疗机构在结核病的诊断、治疗方面硬件及软件能力欠缺，例如诊断方法不足，药物供应不够，难以组成有效方案等；④对患者的治疗管理不到位，包括没有对患者及其家庭成员进行结核病相关知识的健康教育，未能及时督促患者按期复查和取药，在患者中断治疗时没有及时追踪等。

（3）社会方面因素：对结核病防治知识和国家免费政策的宣传力度不足，人们对结核病认识不足；一些地方对零售药店的监管不力，存在患者到零售药店随意购买抗结核药，进行不规律自我诊断治疗的现象；医疗保障水平不足，患者医疗负担较重，难以坚持治疗；社会歧视、民风民俗和宗教习惯的影响等。

㉞ 医务人员怎么做才能促使肺结核患者愿意接受规则治疗？

为确保结核病患者的规则治疗，医务人员需做好以下几点：（1）要熟练掌握结核病的知识和国家相关政策、控制策略和新的研究进展，以标准治疗方案为基础，结合患者实际，对确诊的患者制定合理的治疗方案。非定点医疗机构的医务人员要及时将患者转诊到定点医疗机构；（2）要加强业务学习，提高结核病诊疗能力，包括严重的合并症、并发症以及抗结核药不良反应的识别和正确处置能力，以保证患者继续坚持治疗；（3）要强化对结核病患者的管理，仔细耐心地对患者进行结核病知识、政策方面的健康教育，指导患者如何识别抗结核药物不良反应并及时报告；（4）呼吁相关部门保质保量供应抗结核药品；（5）告知患者不规范服药的后果和危害，鼓励患者增强战胜疾病的信心，必要时对患者进行心理关怀和安慰。

㉟ 肺结核常见的并发症是哪些？

肺结核常见的并发症有咯血、气胸、急慢性呼吸衰竭、心力衰竭、重症感染等。

㊱ 什么是结核病预防性治疗？

对新近感染结核菌的人，给予抗结核药物来预防结核病的发生称为结核病预防性治疗。预防性治疗的主要目的是预防和减少那些已经感染结核菌并有较高发病可能的人发生临床结核病。目前，我国结核潜伏感染者预防性治疗的主要对象是：

（1）与病原学阳性肺结核患者密切接触的5岁以下儿童结核潜伏感染者。

（2）艾滋病病毒感染者及艾滋病患者中的结核潜伏感染者，或感染检测未检出阳性而临床医生认为确有必要进行治疗的个体。

（3）与活动性肺结核患者密切接触的学生等新近结核潜伏感染者。

（4）其他人群：需使用肿瘤坏死因子治疗、长期应用透析治疗、准备接受器官移植或骨髓移植者、尘肺病患者，以及长期应用糖皮质激素或其他免疫抑制剂的结核潜伏感染者。

37 哪些结核潜伏感染者不适宜进行预防性服药？

有下列情况之一者不适宜进行预防性服药：

（1）活动性病毒性肝炎；（2）各种原因导致的肝肾功能异常；（3）对多种药物或食物过敏；（4）精神病患者、癫痫患者或正在接受抗精神病药物治疗；（5）血液系统疾病，或白细胞低于 $3.0 \times 10^9/L$，或血小板低于 $50 \times 10^9/L$；（6）3—5年内接受过预防性治疗；（7）其他经医生判断不适宜接受预防性治疗的情况。

38 结核病预防性治疗需要多长时间？

结核病预防性治疗的疗程一般为3—6个月，不同用药方案的疗程各不相同，大多数为3个月，单药方案可延长到4—9个月。具体的用药方案，由医生根据感染者实际情况来决定。

39 结核病预防性治疗的方案主要有哪些？

目前，结核病预防性治疗方案共有四种：（1）单用6—9个月异烟肼；（2）异烟肼与利福喷丁联合用药3个月；（3）异烟肼与利福平联合用药3个月；（4）单用利福平4个月。需要注意的是，如有明确的传染源且传染源确定为耐利福平或异烟肼患者，则治疗方案应该由临床专家组根据传染源的耐药谱制定，并做风险评估以及方案论证。预防服药期间应该定期监测肝肾功能等。

40 在结核病治疗过程中如何进行监测和随访？

结核病治疗周期较长，需进行随访和临床监测。治疗期间要定期对肝肾功能和血常规结果进行监测，对高危患者增加监测频次。

（1）痰涂片或痰培养：利福平敏感患者在治疗至第2、5个月末和疗程末各检测1次，对于第2个月末涂片阳性的患者需在第3个月末增加一次痰涂片或痰培养检查；利福平耐药性未知的患者，在每个治疗月末均要检查1次。

（2）胸部影像学：在治疗2个月末和疗程结束时各检查1次胸片。

（3）血常规、尿常规、肝功能及肾功能：每个月检查1次。

（4）血糖：糖尿病患者每月复查1次或根据临床需要调整；非糖尿病患者在疗程结束时检查1次。

（5）心电图：有相关症状时随时检查。

（6）视力视野：有视力受损高风险人群，在治疗过程中出现视力下降及时复查。

（7）耐药检测：患者在治疗期间任何时间出现病原学阳性，都要开展耐药检测。

耐药肺结核患者监测项目及频率相应增加。

41 肺结核的临床分型是怎样的？

肺结核指结核病变发生在肺、气管、支气管和胸膜等部位。目前，按照病变部位，肺结核在临床上分为以下五种类型：

（1）原发性肺结核，包括原发综合征及胸内淋巴结结核。

（2）血行播散性肺结核，包括急性血行播散性肺结核（急性粟粒性肺结核）、亚急性和慢性血行播散性肺结核。

（3）继发性肺结核，包括浸润性、纤维空洞型肺结核、结核球、干酪性肺炎及毁损肺等。

（4）气管、支气管结核，包括气管、支气管粘膜以及粘膜下层的结核病。

（5）结核性胸膜炎，包括干性胸膜炎、渗出性胸膜炎以及结核性脓胸。

42 肺结核是否需要住院治疗？

肺结核患者目前采取以不住院治疗为主的治疗方式，有条件的地区建议开展涂阳患者2周隔离住院治疗以消除传染性。一般需住院治疗的指征如下：

（1）出现重症结核或严重的并发症，例如粟粒性肺结核、大咯血、自发性气胸等。

（2）治疗中出现严重药物不良反应，影响治疗。

（3）为进一步明确诊断而需进行有创检查（如活组织检查）或需要进行手术治疗。

（4）合并症如重症糖尿病、尘肺、重症感染等需加强治疗。

（5）大量排菌。

（6）肝、肾功能损害严重。

（7）虽病情不重，但需集体生活（如监管场所），或理解能力差，精神异常不能自理的人。

（8）耐药肺结核采取先住院后门诊治疗的方式。

43 肺结核能治愈吗？

只要规则治疗并完成疗程，大多数肺结核是可以治愈的。为确保治疗效果，医生需要通过了解患者既往服药情况、痰菌检查、药敏试验等检查结果，制定由多种抗结核药物组成的治疗方案。在治疗过程中要坚持多种有效药物联合使用，而且要按照医生要求进行规范治疗，不能随意中断治疗。因服药时间较长，有些患者很难坚持完成全部疗程，为此，医生需要对患者进行服药管理，督促患者每天按时服药。部分患者服药后可能会出现胃肠不适、恶心、皮肤瘙痒、关节疼痛等不良反应，这属于服药后的常见现象，要及时联系医生，及时就诊，以便妥善处理，千万不要自行停用或者任意更改治疗方案，否则会影响治疗效果。在治疗过程中，医生应根据患者的症状缓解情况、胸片显示病灶吸收情况以及痰菌阴转情况，适时调整方案。没有遵从医嘱按时规律服药、断续治疗，或没有完成规定的疗程就擅自停药的做法是非常危险的。这样做不但不能治好肺结核，还可能导致对使用的药物产生耐药的情况，也就是说原来的药物就不能有效地杀死结核菌。因此，一定要避免出现这些情况，才能彻底治好肺结核。

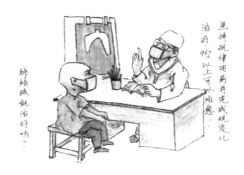

规则治疗并完成疗程，大多数肺结核是可以治愈的

44 哪些结核病患者需要休息治疗？

休息是治疗肺结核的方法之一。在抗结核药物问世以前，部分肺结核患者就是通过得到充分的休息而使结核病治愈的，当然这种休息治疗方法的治愈率比较低。随着抗结核药物的广泛应用，治疗方法发生了改变。绝大多数患者可在门诊随访治疗，只要定期就诊坚持规律用药即可，如痰菌阴性、无咳嗽等症状，可以正常工作。但以下患者应休息治疗：

（1）利福平耐药肺结核患者一般推荐先住院2个月，可根据病情适当调整，但不少于2周。

（2）有明显临床症状，如咳嗽、咳痰、咯血、发热、气短、身体代偿功能差的活动期结核病患者。

（3）结核病进展明显或病情恶化的患者。

（4）急性胸膜炎导致胸痛或气促的结核病患者。

（5）咯血或自发性气胸的结核病患者。

（6）有严重药物不良反应者。

（7）有严重并发症，如肺源性心脏病或混合感染的患者。

（8）须外科手术的结核病患者。

㊺ 什么是肺结核的标准治疗方案？

肺结核的标准治疗方案是指由世界卫生组织推荐的标准短程治疗方案，采用有质量保证的一线抗结核药物联合组成，疗程分为强化期和继续期。对于利福平敏感或者耐药性未知的肺结核患者，首选的标准短程治疗方案为2HRZE/4HR，是指2个月的强化期采用抗结核杀菌和抑菌较强的异烟肼、利福平、吡嗪酰胺和乙胺丁醇四种药物联合使用，目的是迅速灭杀生长繁殖活跃的敏感结核菌；继续期为4个月，异烟肼和利福平联合使用，目的是消灭体内那些在强化期仍未被完全消灭的持续存留的结核菌，以防止复发。对于异烟肼耐药、结核性胸膜炎、其他肺外结核或合并疾病等情况，按照推荐的相应治疗方案进行标准化治疗，如出现利福平或合并其他耐药，则按照耐药方案进行治疗。

㊻ 为什么要推行以标准治疗方案为主的规范性抗结核治疗？

结核病是慢性传染病，控制传染源是非常重要的一个环节，对结核病患者进行有效的抗结核治疗是控制结核病在人群中传播的一个关键。结核病的标准治疗是指对同类的结核病患者均给予同样的治疗方案，是保证疗效、控制疫情的有效方法之一。根据我国结核病防治规划，对每年登记报告的所有肺结核患者，采用世界卫生组织推荐的标准治疗方案，主要依据是：

（1）标准治疗方案具有高效、经济和安全的优势。相关统计数据显示，标准治疗方案可保证普通肺结核患者的成功治疗率达到90%以上，经过2个月的强化期治疗后大多数患者不再向外排菌，缩短了患者的传染期，明显降低了结核病的传播危险。标准治疗方案是由一线抗结核药联合使用，价格较低且相对安全。

（2）进行标准化的适量、足疗程的联合用药，可以减少因各医疗机构各级医师诊疗水平不同而造成的结核病治疗方案不合理现象，降低造成患者获得性耐药的风险。

（3）便于对各级机构的医务人员进行专业培训。

（4）方案一致更利于对患者疗效进行评估。

（5）有利于进行药物需求的估算、采购、分发和监控，便于药品管理。

（6）便于患者服药管理，能提高患者服药依从性，利于保证疗效。

㊼ 用什么方法来判断肺结核患者的治疗效果？

肺结核治疗效果判断主要根据：结核症状是否缓解或消除，痰结核菌检查结果是否阴性，以及肺部影像学检查显示病灶是否吸收或稳定等，以综合判断对患者的治疗效果。

㊽ 肺结核的治愈标准如何界定？

根据我国结核病预防控制工作技术规范，成功治疗包括治愈和完成治疗两种情形。

对于利福平敏感或耐药性未知肺结核患者，治愈是指病原学阳性患者完成规定的疗程，在治疗最后一个月末，以及上一次的涂片或培养结果为阴性；完成治疗是指病原学阴性患者完成规定的疗程，在疗程末痰涂片或培养结果阴性或未痰检，或病原学阳性患者完成规定的疗程，疗程结束时无痰检结果，但在最近一次痰涂片或培养结果为阴性。

对于利福平耐药肺结核患者，治愈是指完成规定的疗程，并且无证据显示治疗失败，而且强化期后最少连续3次痰培养阴性，每次至少间隔30天；完成疗程是指完成规定的疗程，并且无证据显示治疗失败，但强化期后没有达到连续3次痰培养阴性，每次至少间隔30天。

㊾ 肺结核治疗失败是指什么？

肺结核治疗失败，是指肺结核患者在治疗过程中，痰涂片或者痰培养结果在治疗的第5个月或者疗程结束时为阳性。

㊿ 导致肺结核治疗失败的原因主要有哪些？

一般来说，普通肺结核接受规则抗结核治疗，90%以上均可获得成功治疗。肺结核治疗失败主要原因包括以下四个方面：

（1）病原体因素，即患者本身感染的结核菌是耐药菌（自然突变菌株和获得性耐药菌），抗结核药的疗效受影响。

（2）患者自身因素，包括对结核病知识不了解不重视，对病情严重程度及预后估计不足，不遵医嘱、不能耐受药物不良反应，经济困难或家庭原因，合并其他疾病导致药物吸收障碍等缘故，造成患者治疗依从性差。

（3）医疗方面因素，例如医生制定的治疗方案不合理、药物选择错误、剂量不适当、服药方法不正确、药物品种供应不足难以组成有效方案，药品质量差、储备条件差、失效过期等，医务人员对患者及家庭成员的结核病健康教育不充分，对患者人文关怀不足和治疗管理不到位等。

（4）社会方面因素，包括医疗保障水平不足，医疗服务水平低下，国家相关减免政策的落实不到位，结核病防治规划执行质量差，结核病防治知识的知晓率低，社会歧视、风俗民俗和宗教习惯，等等。

肺结核治疗失败可能由以上某种原因而引起，也可能由多种因素综合作用所导致。治疗失败将明显增加耐药结核的发生率，产生耐药性意味着治疗的疗程明显延长，治疗费用高，药物的不良反应增多，治疗依从性差，治愈率低而病死率高，同时传播性强、传播周期延长，不仅威胁家人和周围朋友、同事的健康，也会给社会带来健康危害。

51 导致复发的常见原因有哪些，应该如何预防？

常见的原因及预防措施有以下三种：

（1）不规范诊治：诊断延误，未能及时进行治疗；不规范治疗，服药时断时续，服药次数不足应服药次数的90%。不按规范进行检查和复查，拒绝应该接受的检查，遗漏病情的重要信息，疗程未满就停药，导致治疗不彻底。为了避免这种情况出现，患者一定要规范诊治、遵医嘱进行检查及规律服药（按时、按量服药），真正治好结核病，才能降低复发风险。

（2）免疫功能低下：治愈后患者由于工作劳累、营养不良，加上吸烟、饮酒，平时又缺少体育锻炼，容易复发。因此平时要加强营养，戒烟戒酒，避免过度劳累，使身体内各器官系统处于良好状态。

（3）基础疾病的影响：治愈后的肺结核患者，由于一些基础的慢性疾病如糖尿病、尘肺病和慢性阻塞性肺疾病等，使机体状态恶化，容易复发。因此要积极治疗基础疾病，如控制好血糖、提高肺功能等，避免基础疾病对身体免疫功能的影响。

另外，患者治愈停药后必须定期复查，尤其是在前两年，如果出现肺结核的可疑症状要及时复查。

52 提高结核病患者服药依从性的意义及其措施有哪些？

患者遵医嘱配合治疗是治愈结核病的前提，坚持规律用药和完成疗程是治愈的关键。一旦间断或中断治疗，将造成治疗失败或复发，再度治疗效果可能降低，甚至成为久治不愈的难治性结核病或耐药结核病。因此，提高结核病患者服药依从性对治愈结核病、消除社会传染具有十分重要的公共卫生意义。

提高患者服药依从性有如下措施：

（1）加强对患者的健康教育，提高治愈疾病的信心。（2）对患者讲清楚在治疗过程的注意事项，有利于患者坚持全程规则治疗。患者要掌握所服用药物的名称、剂量、服药要求、时间并记录。服药期间必须按医生要求定期复诊，定期开药；治疗方案不可随意更改，必须遵从医嘱。若出现不良反应也应该在医生的指导下调整方案。（3）改进治疗管理措施，提高服药便捷性。最好做个"服药警示牌"放在醒目处，也可设置闹钟提醒服药。药品要集中放置在易看到的地方；可制作“每月每日服药记录卡”，于每日服药后打“√”，避免漏服；将每月药量的结束日期标示出来，以便提前去医院开药，避免断服。（4）重视药物不良反应的处理，保证治疗的用药安全性。患者要了解所服药物可能出现的不良反应，做到心中有数，必要时就医。

(53) 肺结核治愈后还会复发吗？

随着医学的进步、抗结核药物及治疗方案的改进，目前如果普通肺结核患者按照标准治疗方案进行规则治疗，完成疗程后，90%以上的患者可获得成功治疗，两年复发率在2%左右，菌阴肺结核患者治好后复发率更低。复发一般有两种可能：一是原来体内少量的、休眠的结核菌重新活动，引起内燃性发病；二是又接触到具有传染性的肺结核患者而再次感染结核菌，引起外源性发病。患者治愈后进行适当锻炼，加强营养，提高身体抵抗疾病的能力，同时积极治疗合并症（如糖尿病等），避免引起免疫力下降的因素（如劳累、感冒等），有助于防止肺结核的复发。

(54) 耐药结核病是否常见？

我国是全球30个耐药结核病的高负担国家之一，耐药情况十分突出，据统计，总体耐药率高达27.8%，耐多药结核（MDR-TB）约为10.7%。严重耐多药结核虽较罕见，但也不可轻视。与普通结核病相比，耐药结核病具有更严重的社会危害性，其传染性更强，治疗时间更长，难度更大，费用更高。耐药结核病的防治已成为包括中国在内的全球结核病控制的重中之重。

55 耐药结核病是如何发生的?

一般来说,耐药肺结核和非耐药的肺结核在传播速度方面可能不存在差别。结核菌的传播取决于传染源(传染性患者)所排出的病原体的数量和密度以及易感人群的免疫力情况。正常人群对结核菌普遍易感,若密切接触具有传染性的耐药肺结核患者就有可能感染到耐药结核菌,假如机体免疫系统出现异常(比如熬夜、劳累、酗酒、艾滋病病毒感染、长期使用激素或免疫抑制药物、长期进行血液透析、合并糖尿、尘肺等),则发展为耐药结核病的可能性较大。另外,不规则的抗结核治疗,如断断续续服药、不规律服药、治疗方案(药物种类、剂量、疗程)不合理等,也可能导致细菌耐药而出现耐药结核病。

56 耐药结核病是否可以治愈?

耐药结核病是可以治愈的。治疗成功与否,很大程度上取决于耐药性的严重程度、患者的免疫系统功能以及有效的抗结核药物等。当然,重要的技术手段至关重要,如精准高效的实验室检测、有足够诊疗技能的专科医生和适当的隔离措施,以及可持续提供的有效的二线抗结核药物。随着耐药性检测技术水平提高和有效抗结核新药的开发,耐药结核病的治愈率可望逐步提高。

(57) 耐多药肺结核的治疗原则是什么？

耐多药肺结核患者至少同时对异烟肼和利福平两种主要的抗结核药产生了耐药性，所以这一类患者的治疗比普通结核病患者要复杂得多。耐多药肺结核患者的病情往往比较严重，治疗方案的制定难度较大，治疗所需药品种类多且大部分为二线抗结核药品，不良反应发生率也较高。为了更方便地了解治疗患者的病情变化、确定有效的治疗方案、及时发现并处理药物不良反应，耐多药肺结核就不能像普通肺结核那样门诊治疗即可，而是需要采取住院和门诊相结合的方式。目前，一般先住院治疗，住院时间一般为2个月，可根据病情进行适当调整，但不得少于2周，出院后即转入门诊治疗。总的来说有以下治疗原则：

（1）个体化治疗原则。耐多药肺结核的治疗方案制定应根据患者的耐药检测结果而定。通常使用至少4种有效的抗结核药物组成的方案治疗，不用间歇给药疗法，长疗程方案为18—20个月，短疗程方案为9—11个月。（2）方案制定及调整由专家组决定。（3）按国家指南选择药物组成治疗方案。（4）治疗期间按规范进行病原学、影像学及血清学等检查，评估患者病情变化及不良反应情况，必要时调整药物及相关治疗。（5）重视对耐药患者的关怀，提高患者依从性。

(58) 治疗耐多药肺结核有哪些可供选择的药物？

根据抗结核药物的有效性和安全性将耐多药肺结核治疗方

案中的抗结核药物分为A、B、C三组。

A组：左氧氟沙星（Lfx）/莫西沙星（Mfx）、贝达喹啉（Bdq）、利奈唑胺（Lzd）。

B组：氯法齐明（Cfz）、环丝氨酸（Cs）。

C组：乙胺丁醇（E）、德拉马尼（Dlm）、吡嗪酰胺（Z）、亚胺培南-西司他汀（Ipm-Cln）、美罗培南（Mpm）、阿米卡星（Am）、链霉素（S）、卷曲霉素（Cm）、丙硫异烟胺（Pto）、对氨基水杨酸（PAS）。

59 耐多药肺结核治疗期间应注意哪些问题？

耐多药肺结核患者的治疗较普通肺结核患者治疗时间长、治疗方案复杂、不良反应发生率更高，应引起足够的重视，需要注意以下五个问题：

（1）保证坚持服药。按照医生所制定的治疗方案，按时规律服药，是耐多药肺结核治疗的关键。

（2）密切观察和处理不良反应。服药后可能出现的不良反应包括：胃肠道不适、皮肤瘙痒、关节疼痛、手足麻木等，严重者可能会出现呕吐、皮疹、视物不清、听力下降等；有些患者还可能出现神经精神系统症状（眩晕、头痛、失眠、抑郁等）以及电解质紊乱、听觉损害和过敏等不良反应。如出现上述情况，应及时就诊，以便及时、妥善处理，不要自行停药或任意更改治疗方案，以免影响治疗效果。

（3）接受督导服药。耐多药肺结核患者全疗程服药均应在医务人员或督导员的面视下进行。住院期间由医院的医务人员督导服药，出院后在经过培训的督导员的面视下继续完成余下疗程。耐多药患者的所有抗结核药都应存放在负责督导治疗管理的医务人员或督导员处。

（4）定期进行复查。治疗期间的复查，包括痰细菌学检查、血常规、肝肾功能、电解质、胸部影像学检查、心电图等，对判定治疗效果、不良反应情况和是否需要调整治疗方案具有非常重要的意义，患者需要遵照医嘱做好定期复查。

（5）做好感染控制措施。耐药结核菌既具有较强传染性，又通过空气传播，因此一定要保证活动场所通风良好。患者勿对他人咳嗽、打喷嚏，要正确佩戴外科口罩。患者切勿随地吐痰，痰液做好消毒处理。与其密切接触的人员在必须与患者近距离接触时需要佩戴医用防护口罩。

⑥ 非耐药结核病患者怎样避免转变为耐药性结核病？

（1）结核病患者特别是初次治疗的患者应接受规范化的治疗管理，这是防止耐药性产生的最重要措施。患者要遵医嘱服药，坚持早期、规律、联合、适量、全程的治疗原则。（2）按时复查了解各项检查指标的变化，及早发现可能出现的药物不良反应。服药出现不适时，应及时找医生处理，不可擅自更改药物剂量或用法，应该在医生的指导下调整治疗用药，保障抗结核治疗方案科学合理，避免不良反应加重而导致停药、治疗中断。（3）加强营养、免疫调理、注意休息、心理调节，增强人体的免疫功能，提高抵抗疾病的能力。

五、疫情管理及应急处置

① 为什么要特别重视预防监管场所肺结核的流行?

监管场所是一个人群聚集场所,防止发生肺结核的聚集性疫情十分重要。监管场所内人多,相对拥挤,接触机会多,且有的场所人员流动频繁,一旦防控措施不到位,可能会出现结核病疫情的暴发,威胁狱警、医务工作者以及受监管人员的身心健康和监管场所的管理秩序,严重时甚至可引发突发公共卫生事件,导致严重的社会问题。因此,要特别重视预防监管场所肺结核的流行。

② 如何早期发现肺结核患者?

要早期发现肺结核患者,首先要加强监管场所内所有人员的自我保健意识,了解肺结核的可疑症状。如发现肺结核可疑症状，应及时就医，并进行必要的检查，如拍胸部X光片，痰细菌学检查、结核菌素皮肤试验等，以便尽早明确是否得病。

以下七种情况应定期进行检查：

（1）肺结核患者的密切接触者。

（2）艾滋病病毒感染/艾滋病、糖尿病、尘肺及胃切除等手术后、长期透析治疗或长期应用肾上腺皮质激素、免疫抑制剂等免疫功能低下的患者。

（3）结核菌素皮肤试验强阳性者，尤其是老年受监管人员。

（4）长期低热或有结核过敏表现，如关节痛、血沉增快、抗风湿治疗效果不理想，或患有结节性红斑、泡性结膜炎者。

（5）经常接触粉尘作业者。

（6）对于监管场所的健康人，建议也要每年做1次胸部X线检查，尤其是从事服务、食堂餐饮及医护人员等。

（7）久治不愈的感冒咳嗽、持续发热，以及肺部X线检查有阴影者，经正规抗感染治疗2周，仍不见吸收时，要想到结核病的可能，及早做进一步的检查。

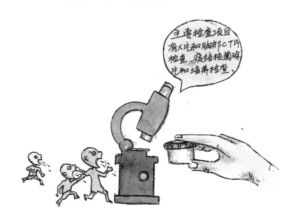

❸ 为什么要强调入监（所）体检的重要性?

入监（所）体检的目的是防止新入监（所）者将结核病带进监管场所造成进一步的传播。据统计发现，监管场所的结核病发病率比监管场所外高出约30倍，耐药结核病患病率则高出10倍左右。由于人群聚集机会多、艾滋病病毒感染比例较高、人员的高流转率、营养状况不良和精神压力大，增加了监管场所发生结核病的危险性。一旦发生传染性肺结核，易在场所内蔓延，严重时还可能造成结核病的局部暴发流行。所以要对新入监（所）的人群尤其是吸毒人群、艾滋病病毒感染者、艾滋病患者等重点人群进行结核病检查，做到早发现、早隔离、早治疗。

❹ 监管场所人群结核病传播的特点是什么?

（1）因为监管场所人群聚集、相互接触机会大，作为呼吸道传染病，结核病在此类场所传播的危险性较大。（2）部分监管场所人员流动性大，监管期短的受监管人员监禁时间可能仅几个月，还有部分人员重复违法犯罪，在不同监管场所中流动，增加了传播的机会。（3）监禁时间短也可能难以及时诊断发现结核病，使其在管理方不知情的情况下造成在监管场所内传播。即便发现，其流动性也将造成难以完成全程规范治疗，从而降低了治愈率，增加了其出狱后向其他人传播结核病的机会。（4）吸毒者、艾滋病病毒感染者或艾滋病患者的比例较高，影响免疫力，一旦被感染其发病机会加大，从而造成更多的传播流行，对其进行治疗也往往疗效不好，难以及时痊愈。

（5）部分监管场所条件有限，如不能建立结核病隔离病房，由于受监管人群居住较为集中，相对而言生活条件较差，部分人员体质较弱，易被感染结核病或导致结核复发。

❺ 如何开展入监（所）结核病筛查？

在监管场所进行结核病筛查工作，特别是对新入监（所）人员的结核病筛查，排除活动性结核患者，是预防监管场所内结核病传播的基础保证。常用的方法有结核病可疑症状问卷调查、结核菌素皮肤试验、胸部X线检查、痰涂片以及其他结核病相关检查。检查结果由专家组进行复核并综合判断，以进一步明确诊断。

❻ 在监管场所发现肺结核患者该怎么办？

如果在监管场所里发现有肺结核患者，首先不要恐慌，要及时将患者转移到监管场所医院或结核病定点医院进行隔离治疗，并在结核病预防控制部门指导下开展疫情处置。要注意以下几个要点：

（1）严格按照国家疾病控制中心制定的结核病预防控制工作技术规范，确定筛查范围及方法，对密切接触者开展结核病筛查。

（2）对筛查出来的确诊患者、疑似患者和潜伏感染者进行分类治疗与管理。确诊患者应及时隔离，接受规范抗结核治疗和复查评估，关注疗效和可能出现的药物不良反应；疑似患者也应该及时隔离，同时完善进一步检查和鉴别诊断，排除活动性肺结核后方能回到健康人群的场所，但经进一步检查，如果确诊，则按照确诊患者的处理方法执行；单纯潜伏感染者和既往未接受过规范治疗的非活动性肺结核患者，则根据实际情况进行预防性服药或定期监测检查，一旦转变为活动性肺结核应及时按以上方法处理。

（3）查找疫情发生的原因并梳理管理制度和流程，对薄弱环节加以整改。配合结核病预防控制专业人员进行流行病学溯源调查，进一步完善内部传染病监测机制，加强环境清洁、通风等措施的整改。

（4）做好结核病健康教育，提高监管人员对结核病的认识和防范意识，稳定各方不安情绪；做好监管场所内工作人员结核病专业知识的培训，提高结核病临床诊疗及预防控制专业技能，促进结核病防控工作顺利开展。

❼ 在监管场所发现肺结核应如何进行登记和管理？

在监管场所发现并诊断为结核病，要按要求进行统一的登记、治疗和管理，并根据《中华人民共和国传染病防治法》的规定及时报所在地疾病预防控制机构（结核病防治机构）和上级监管部门。按要求进行患者密切接触者筛查，要关注与患者同监舍的受监管人员和场所管理人员的健康状况。

❽ 为什么要对监管场所结核病患者进行隔离？

监管场所内人群感染和传播的特殊性表现在一旦某个场所内人员被感染而发病，则通常可短时间感染与其在场所内密切接触的受监管人员和管理人员，尤其是同监舍的密切接触者。另外，由于部分受监管人员感染发病后症状不明显，不易被发现，更易引起场所内的传播。监管场所肺结核患者或疑似患者最好单独隔离在一个房间，并保持房间的通风。

❾ 监管场所如何开展健康体检结核病筛查工作?

监管场所要将肺结核可疑症状问询和胸部X线等结核病相关检查，作为受监管人员入场所的必备要件。对发现的肺结核可疑症状者或胸部X线异常者，要及时完善影像学、病原学和免疫学等进一步检查，有条件的地区可同时开展结核菌素皮肤试验（TST）或伽马干扰素释放试验（IGRA）等潜伏感染检测。监管场所应每年对受监管人员进行一次肺结核可疑症状筛查和胸部X线检查。属地结核病防治机构为场所内受监管人员的结核病筛查提供所需的技术支持和指导。

❿ 监管场所如何开展日常健康宣教工作?

可通过健康教育课、专题讲座、播放影像制品等多种形式，对受监管人员、管理民警、医护人员等不同人群，有针对性地开展结核病健康宣传教育，广泛宣传结核病防治核心知识，尤其要提高受监管人员和管理人员对结核病防治知识的认知水平，提高其对结核病可疑症状的知晓率，增强自我防护意识和报病意识，提高患者发现水平，同时应减少对结核病患者的歧视。属地结核病预防控制机构可提供技术支持和指导，协助监管场所开展结核病防控工作。

⑪ 监管场所如何开展环境通风工作?

监管场所人群聚集,为防止呼吸道疾病的流行,应重视环境的定期通风工作,加强监管区、工作区、食堂等人群聚集场所的通风换气,保持室内空气流通。温暖季节可实行全日开窗,寒冷季节宜在受监管人员出操等时间打开门窗通风换气。图书馆等每天至少有两次开窗通风半小时,以降低空气中致病菌的含量,减少传播、患病。另外,应当做好场所内环境的清扫保洁,消除卫生死角。

⑫ 监管场所如何开展场所内疫情监测工作?

落实受监管人员的结核病可疑症状监测工作。对于住院的受监管人员,医护人员要加强监测,将结核病可疑症状问询纳入查房常规,管理人员要加强对受监管人员的日常症状观察,同监舍的受监管人员可开展同伴相互监督机制;对咳嗽、咳痰2周及以上,或有痰中带血、咯血,或伴低热、胸痛、盗汗、纳差等,要及时予以结核病常规检查或专科会诊。对发现的肺结核疑似患者,要按传染病管理要求进行传染病报告,同时在24小时内向属地县(区)级结核病预防控制机构或疾病预防控制机构报告。对场所内的肺结核患者,要做好治疗管理工作,并登记诊疗信息及完成相关的报表。

⑬ 发生疫情后，如何规范开展密切接触者筛查工作？

监管场所一旦出现肺结核患者，应及时向当地结核病预防控制机构报告，在其技术指导下，应当立即组织对确诊患者的个案调查及密切接触者的筛查工作。应对密切接触者（包括与患者同监舍居住或共处于封闭或通风不良场所的人员、该监区所有的工作人员、探视该患者的人员）同时开展症状筛查、结核菌素皮肤试验或伽马干扰素释放试验和胸部X线检查，需要时增加CT检查。对肺结核可疑症状者或结核菌素皮肤试验强阳性/伽马干扰素释放试验阳性者或胸部X线片检查异常者进行痰涂片、培养和分子生物学等病原学检查。病原学阳性者需进一步开展菌种鉴定和药物敏感性试验。有条件的地区建议保留菌株，以备开展菌株间同源性检测。

⑭ 对肺结核患者的健康教育内容主要有哪些？

肺结核通过呼吸道传播，病原学阳性肺结核患者是肺结核的主要传染源，也是治疗管理的重点对象。患者健康教育的目的是使其坚持完成全程规范服药治疗、定期复查和接受管理、减少或避免可能传染他人的行为，同时对患者开展心理支持，帮助其树立自信心，争取早日康复。对肺结核患者开展健康教育的主要内容是：

（1）肺结核是呼吸道传染病，人人都有可能被传染。肺结核是可防可治的，患者不必产生过重的心理负担。

（2）肺结核患者咳嗽、打喷嚏时，应当避让他人、遮掩口鼻。

（3）肺结核患者不要随地吐痰，要将痰液吐在有消毒液的带盖痰盂里，不方便时可将痰吐在消毒湿纸巾或密封痰袋里。

（4）居家治疗的肺结核患者，应当尽量与他人分室居住，保持居室通风，正确佩戴口罩，避免感染共同居住人员。

（5）遵医嘱服药，不要自行停药或调整药物剂量或用法，按医生的嘱咐定期复查。

（6）尽量不去人群密集的公共场所。如必须去，应当佩戴口罩。

（7）遵医嘱妥善存放抗结核药物。药品放在阴凉干燥的地方。夏天气温高宜放在冰箱的4℃左右的冷藏室。

（8）如需短期内外出，应告知医生并带够足量药品按时服用。如要改变居住地，应与医生联系办理后续治疗相关手续。

（9）加强营养，多吃奶类、蛋类、瘦肉等高蛋白食物，多吃绿叶蔬菜、瓜果以及杂粮等食品，不吃辛辣刺激食物。

（10）不吸烟、不饮酒。

（11）经过规范治疗，症状改善后，可在医生指导下适量运动，但应以不引起劳累和不适为宜。

（12）按医生要求规范治疗，绝大多数患者都可以治愈。患者自身恢复健康，同时也保护家人及朋友等。

⑮ 对密切接触者的健康教育内容主要有哪些？

与肺结核患者共同生活、学习或工作的人员是其密切接触者，这部分人由于近距离接触传染期的肺结核患者，有可能被感染，故应给予密切关注，并及时对其开展健康教育。对密切接触者健康教育的主要内容是：

（1）肺结核是通过呼吸道传播的传染病，与患者接触时要做好个人防护。

（2）结核潜伏感染者不是结核病患者，不具有传染性。

（3）结核潜伏感染者发生结核病的风险比非感染者高，通过预防性服药可以减少发病。

（4）如出现咳嗽、咳痰等可疑症状要及时就诊。

（5）督促患者按时服药和定期复查，坚持完成规范治疗。

（6）居室经常通风换气。

（7）肺结核可防可治，不可怕。肺结核患者治愈后，可以和正常人一样工作、生活和学习。不要歧视肺结核患者。

⑯ 监管场所发生疫情后，如何开展环境消杀工作？

肺结核患者居住场所应保持空气流通，有条件的应做到室内相对隔离，最好分室单独居住。室内建议采用紫外线照射消毒，应满足平均照射能量≥1.5W/m³；房间内保持清洁干燥，每次照射时间不少于30分钟。对于地面和物体表面的清洁和消毒，有污染时可采用含有效氯1000mg/L—2000mg/L消毒剂擦拭、浸泡和喷洒，作用时间为1小时。对于患者的口鼻分泌物、排泄物等，要使用足量的1000mg/L—2000mg/L有效氯消毒剂随时浸泡消毒，作用时间为1小时。消毒后的排泄物、分泌物按照医疗卫生机构生物安全规定处理。每天应当对痰液容器进行高压灭菌或高水平消毒。

⑰ 监管场所内管理人员诊断肺结核后是否需要停/休工?

监管场所内的管理人员、医护人员等工作人员发生结核病时,应由结核病定点医疗机构进行科学研判病情,对符合下述病情条件之一者,开具停/休工诊断证明,由监管场所落实停/休工管理。

(1)病原学阳性肺结核患者,包括涂片阳性、培养阳性患者和(或)分子生物学阳性患者。

(2)胸部X光片显示肺部病灶范围广泛和(或)伴有空洞的病原学阴性肺结核患者。

(3)具有明显的肺结核症状。

(4)其他存在建议停/休工的情况。

⑱ 监管场所内管理人员诊断肺结核后治疗多久可复工?

患者经过规范治疗,病情好转,结核病定点医疗机构的医生根据下列条件可开具复工诊断证明,建议复工,并注明后续治疗管理措施和要求,由监管场所落实工作人员的复工管理工作。

(1)病原学阳性肺结核患者以及重症病原学阴性肺结核患者(包括有空洞/大片干酪状坏死病灶/粟粒性肺结核等)经过规范治疗完成全疗程,达到治愈或治疗成功的标准。

(2)病原学阴性肺结核患者经过2个月的规范治疗后,症状减轻或消失，胸部X光片显示病灶明显吸收；自治疗3个月末起，后续至少2次痰涂片检查均阴性，并且至少一次痰培养检查为阴性（每次痰涂片检查的间隔时间至少满1个月）。

⑲ 出监（所）后的转诊工作如何开展？

对已完成监禁期、但尚未完成抗结核治疗的受监管肺结核患者，监管场所机构所在地的结核病预防控制机构要将患者的登记和治疗管理信息，提供给患者户籍所在地的县（区）级结核病预防控制机构，填写"肺结核患者出监（所）转出单"，并由其负责组织落实后续的治疗管理。户籍所在地的县（区）级结核病预防控制机构在接到通知后，与患者取得联系，落实其后续的治疗管理。对未能到位的患者，应及时开展追踪工作。

六、院感管理

① 监管场所的结核病感染预防与控制有哪些主要措施？

　　监管场所的结核病感染预防与控制措施主要包括管理措施、环境控制措施和个人防护措施。管理措施主要是通过一系列干预，如结核病患者的早发现、早确诊、早隔离、早治疗等，优化患者就诊流程从而缩短患者在监管场所医院的停留时间，减少医院内结核菌传播风险；对传染性肺结核患者隔离治疗，减少探视患者，避免传染他人。环境控制措施主要是通过加强通风、空气消毒等降低空气中的飞沫浓度，例如开窗通风、机械通风、安装紫外线灯等都属于环节控制措施。个人防护主要是通过进行某些装备适当的个人防护，例如医务人员、同监舍居住人员和探视人员佩戴医用防护口罩，防止吸入含结核菌的飞沫核；患者佩戴外科口罩可减少结核菌对外传播。管理措施是有效预防结核菌传播的第一道防线，也是环境控制和个人防护的基础和前提，环境控制是第二道防线，个人防护是第三道防线，是管理措施和环境控制的补充。

② 肺结核患者排出的带菌飞沫能飞多远？

肺结核主要通过空气传播，患者咳嗽、咳痰、打喷嚏以及大声说话时，把带有结核菌的飞沫播散到空气中，较大的飞沫可飘至约1米因重力作用而落到地面，而微小的飞沫可飘过较长的距离，长时间悬浮在空气中。健康人可以因吸入带菌的飞沫而受到感染。肺结核患者吐在地上的痰，痰液干燥后，里面的结核菌可随尘埃飞扬而散播在空气中，人们吸入后就可能发生感染。

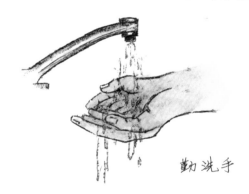

勤洗手

③ 肺结核患者应当怎样预防传染他人？

（1）坚持规范、全程治疗。积极配合医生，尽早接受合理治疗可使痰中结核菌在短期内减少以至消失，这是预防传染他人的根本措施，因此患者在确诊活动性肺结核以后应及时治疗。

（2）应养成良好的卫生习惯。咳嗽时要用纸巾捂住嘴，不要面对他人咳嗽、打喷嚏以及大声说话，不可随地吐痰。痰液最好吐在纸上，用火焚烧或吐在一个装有消毒液的带盖的容器中，并进行消毒处理后丢弃。绝不能未经消毒处理便倒入水池、便池或菜地里，以免造成传播。

（3）传染性肺结核患者在排菌期应隔离治疗。采取住院治疗或分室单独居住，室内最好不要关闭门窗使用空调，要经常开窗通风，居室空气应定期消毒（如按规定操作使用紫外线照射灭菌）。外出要正确佩戴口罩，洗漱用具要专用，避免与儿童接触，更不要亲吻婴幼儿，少去公共场合等。

❹ 肺结核患者什么情况下应该佩戴口罩？

肺结核为传染病，通过呼吸道传播，肺结核患者尤其是病原学阳性的肺结核患者是主要的传染源，佩戴口罩可以减少患者向周围排出结核菌的数量，降低结核病传播的风险。患者尽量不与他人同一居室，保持室内通风，建议患者在排菌期除了吃饭、喝水、睡觉、洗澡等必须摘下口罩外，尽量正确佩戴口罩，减少排菌风险。患者应避免与他人近距离、长时间接触，以降低传播风险。此外，肺结核患者尽量不要到人群密集的公共场所，如必须去，应当规范佩戴口罩。

❺ 肺结核患者应如何正确佩戴口罩？

肺结核患者佩戴外科口罩，正确的佩戴方法如下：

（1）将口罩罩住口、鼻及下巴，口罩下方带系于颈后，上方带系于头顶中部。

（2）将双手指尖放在鼻夹上（不要用一只手捏鼻夹），从中间位置开始，用手指向内按压，并逐步向两侧移动，根据鼻梁形状塑造鼻夹，直至紧贴鼻梁。

（3）根据面部形状，调整系带的松紧度，使口罩周边充分贴合面部。

⑥ 预防肺结核的日常消毒方法有哪些?

消毒是指应用物理或化学方法消灭停留在不同传播媒介物上的病原体。杀灭结核菌常用的几种消毒方法：

（1）加热或煮沸。结核菌经100℃煮沸后立即死亡，80℃5分钟、70℃10分钟、60℃30分钟左右可被杀死。食具、痰液等可用此法消毒。

（2）紫外线照射。对居住的房间或办公室可以采用紫外线灯照射方法消毒。

（3）阳光暴晒。结核菌对阳光和紫外线都非常敏感，对一些衣物、被褥、书籍等可以用阳光照射消毒。

（4）消毒剂消毒。含氯消毒剂、过氧乙酸、漂白粉可用于痰液及物表、地面等消毒。

⑦ 肺结核患者的餐具及生活用品如何消毒?

肺结核患者的餐具及生活用品，一般都采用物理方法消毒。常用的为煮沸、干热、阳光和紫外线消毒。这些方法简便易行，可以广泛应用，并能有效地达到灭菌目的。

结核菌经100℃煮沸后立即死亡，高压蒸汽效果更好。一般餐具、衣物等可用煮沸消毒。书、报、毛皮、毛织品等常用干热消毒，在100℃时要20分钟。一些废弃的物品则可以焚烧销毁。因结核菌对阳光和紫外线都非常敏感，强烈阳光直接照射10分钟可杀死结核菌或使之灭活。所以对一些衣物、被褥、书籍等可以用阳光或紫外线照射消毒。患者接触过的物品以及患者使用过的物品，如果不宜加热消毒，又不宜日光照射消毒的话，可以用化学物品含氯消毒液等均能将结核菌杀死。

⑧ 为什么通风对预防肺结核特别重要？

肺结核经空气中的飞沫核传播给人体；人体是否吸入带有结核菌的飞沫核，取决于空气中的带菌飞沫核的浓度和在被污染环境滞留的时间。通风是有效降低空气中带菌飞沫核浓度的有效方法。一般来说，房间每进行1次有效通风，空气中的含菌量可减少一半以上。这样，随着通风次数的增加，接触者吸入结核菌的风险便显著降低。因此，日常养成定时开窗通风的习惯，是预防肺结核等呼吸道传染性疾病的非常有效的措施。

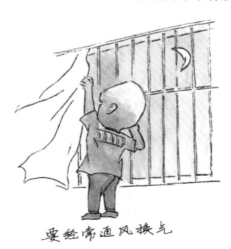

要经常通风换气

定时开窗通风，可预防肺结核等呼吸道传染性疾病

⑨ 肺结核患者居住的监舍如何消毒?

肺结核患者住的监舍首先要经常通风。尽量采用自然通风，每日开窗至少2次，每次至少30分钟。也可采用紫外线照射，注意传统紫外线灯应在无人条件下使用，上层空间紫外线灯可人机共存。地面、墙壁等使用含有效氯1000mg/L的消毒剂擦拭或喷洒消毒。衣服、被褥等用含有效氯500mg/L的消毒液浸泡30分钟后按常规清洗。高频接触物体表面，如门把手、扶手、开关、按钮、水龙头等，每天至少清洁消毒2次，先将卫生用具浸泡在含有效氯1000mg/L的消毒剂或其他等效消毒剂中，再进行擦拭消毒物体表面，必须使用湿式清洁消毒。物体表面有肉眼可见的污物时，应先清除污物再消毒，作用30分钟后清水擦拭干净。

⑩ 如何处理结核患者的痰液或分泌物?

肺结核患者的痰要吐在容器内，最好是金属、搪瓷或陶瓷容器内，以便进行消毒灭菌。常用的痰消毒方法有以下三种:

（1）煮沸消毒:把痰连同容器放在沸水中煮20—30分钟。盛痰的容器每3—4天煮沸1次。

（2）药剂消毒:常用的有:①用漂白粉消毒，含有效氯70%—80%，按分泌物、药比例20:1进行干粉搅拌，作用时间2小时。②含氯消毒剂按20000mg/L浓度，分泌物与消毒剂比例按1:2浓度配备，完全在溶液中浸泡2小时也可以杀死痰中的结核菌。

（3）一般处理:在没有以上条件的地方，可因地制宜。

如果在农村可以将痰深埋处理，或加入适量石灰粉后掩埋。患者外出要随身携带瓶子或塑料袋，将痰吐到其中，回家后按上述方法处理或焚烧均可。

⑪ 预防院内耐药感染的管理措施有哪些？

（1）加强病区内健康教育，提高管理者及被管理者的结核病防治知识水平。

（2）提高病区中普通结核病的诊疗质量，提高治愈率，避免耐药性病例产生。

（3）做好耐药结核病例的发现，尤其是对普通结核病患者的痰培养结核菌检测及进一步的菌种鉴定、药敏试验。

（4）加强病区内患者感染控制的意识，倡导患者不随地吐痰、公众场所戴口罩、遵嘱服药等。

（5）对明确诊断的耐药结核病患者，应做好以下隔离管理措施：

①在收治病种较多的医院最好设立专门的隔离病房，减少或杜绝院内耐药菌传播；②加强环境管理，包括这些患者的被褥，日常生活用品最好每日晾晒，做好房间消毒、通风和清洁卫生工作；③医务人员应严格做好防护工作，如注意戴好帽子、口罩；④做好患者痰液和其他排泄物的消毒、运送管理，杜绝交叉传染的发生。

⑫ 有传染性的结核病患者，治疗多长时间之后才能使传染性降低或消失？

实验证明，结核分枝杆菌在敏感药物的作用下可迅速被杀灭，一般情况下传染性患者治疗2周后体内菌量可明显减少，痰菌开始阴转。但是，抗结核治疗需要完成全部疗程，不能提前结束，目的是尽可能清除病灶中的持留菌。患者经有效的抗结核治疗后症状缓解、消失，治疗2个月左右体内大部分生长代谢活跃的结核菌已被杀灭，传染性基本可消除。但这时体内生长代谢缓慢的结核菌可能依然存活。只有坚持用药，完成全部疗程才能最大程度杀灭体内残留的结核菌，达到减少复发的目的。

⑬ 传染性肺结核治好后还会传染给别人吗？

传染性肺结核患者完成规定的治疗方案和疗程，治愈之后，症状缓解、消失，体内的结核菌绝大多数被清除，肺内病灶吸收或形成纤维、硬结或钙化灶而长期无变化，加上人体免疫系统的作用，结核菌进一步减少消失，不再向体外排出结核菌，因此治愈后的患者不会传染给他人。但治愈后的患者，如果受不良生活习惯或其他疾病等各种因素影响，导致了免疫力下降，出现结核病复发或者重新感染结核菌并排菌，就有可能会再出现传染性。

七、服药管理

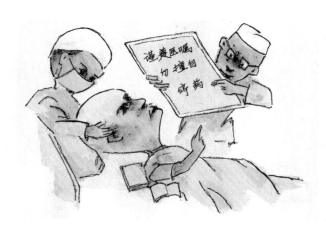

① 抗结核药物应该如何存放?

抗结核药物通常应放在5℃—25℃且干燥、通风、安全、便捷的地方。抗结核固定剂量复合制剂药物要求放在避光、密封和干燥的地方,夏天气温高可放在冰箱的冷藏格。

❷ 服用抗结核药物后发现尿液变红了，怎么办?

在服用抗结核药物后出现橙红色的尿液，有的患者甚至出现泪液、汗液也呈现橙红色的，主要是因为服用了利福平，其在体内代谢以后引起的。一般对身体没有什么伤害，多饮水后，橙红色的尿液就会慢慢变淡。

❸ 如果忘记服药了，要补服吗?

大多数抗结核药物为每日一次顿服，如发现某日忘记服药，可往后顺延，不建议次日补回而服用两日的剂量，以免因剂量过大引起不良反应。同时，应设定闹钟或在显眼处放置卡片，或者请同住人员提醒，做到规范治疗。

❹ 肺结核患者治疗期间如何注意休息，加强营养?

（1）生活起居规律，避免熬夜，保证睡眠充足；运动要适量，以不引起疲劳和不适为宜，避免重体力劳动。

（2）营养方面要提供充足的热量，补充优质蛋白质、维生素、矿物质和水分，比如可适当多吃奶类、蛋类、鱼虾、瘦肉、豆制品、绿叶蔬菜、水果以及杂粮等食品，不吃辛辣刺激性食物。

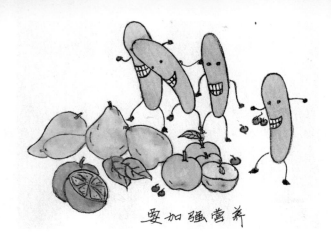

要加强营养

⑤ 肺结核患者的日常生活应注意什么？

（1）肺结核患者要配合治疗管理，按医嘱规律服药，按时复查，完成疗程。

（2）传染性患者（尤其痰菌阳性者）应该隔离治疗，尽量不与他人同室居住，正确佩戴口罩，以减少带菌飞沫的排出。

（3）注意痰液处理。如果有痰要吐在金属、搪瓷或陶瓷容器内，再通过煮沸、化学方法等方式进行消毒。

（4）餐具及生活用品可采用煮沸、阳光照射或紫外线照射消毒。

（5）房间要经常通风。条件允许时可采用紫外线灯在室内无人时进行照射。

（6）患者要适当参加体育锻炼，增强身体抵抗力。体育锻炼不宜剧烈，以不引起明显疲乏感的强度为宜。

（7）要养成良好的生活习惯，保持良好的心态，注意个人卫生，规律作息，合理饮食，不对他人咳嗽、打喷嚏，尽量避免到人群聚集的公共场所，如必须去则要正确佩戴口罩，不随地吐痰等。

⑥ 肺结核患者为什么不能随地吐痰？

肺结核是指结核病变发生在肺、气管、支气管和胸膜等部位的结核病。痰是人体呼吸道的分泌物，它通过支气管纤毛和上皮纤毛的运动从肺部向上呼吸道移动，通过人的正常咳嗽反射咳出排出体外。正常人痰很少，只是保持呼吸道湿润而分泌的少量黏液。肺结核患者受结核分枝杆菌感染，呼吸道受刺激产生大量痰液。患者吐出的痰中含有结核菌，尤其是痰涂片阳性的肺结核患者，1毫升痰液可能含有的结核菌量可达成千上万条。随地吐痰可导致痰中的结核菌粘在尘土里、播散到空气中，其他人吸入则可能被感染或发病。随地吐痰是个不良习惯。

⑦ 怎样的生活习惯有利于结核病康复？

良好的生活起居、饮食、睡眠和情绪是结核病康复过程中不可缺少的生活习惯，要求做到起居如常，禁烟忌酒，合理饮食，充分休息睡眠，情绪乐观，这些都对结核病的康复有利。

⑧ 服用抗结核药物需要固定时间吗？

目前常见的抗结核药物异烟肼、利福平、乙胺丁醇、吡嗪酰胺等大都是一日剂量顿服，以便获得高峰血药浓度，保证药物的更好治疗效果。一般提倡晨起空腹顿服，个别患者出现明显胃肠道症状而不能耐受时，可由晨起空腹顿服改为晚上睡前服用，因为利福平的空腹吸收率较餐后服用的吸收率高。根据药物的作用特点，为保证疗效，最好在固定时间服药，使药物浓度在体内维持一个相对稳定的状态。

❾ 服用抗结核药后出现恶心、呕吐等不良反应时，能自己停药吗？

临床上有部分患者服用抗结核药后可能会出现一些不良反应，包括：胃肠道不适、恶心、皮肤瘙痒、关节疼痛、手足麻木等，严重者可能会出现呕吐、视物不清、皮疹、听力下降等；有些患者还可能出现精神神经系统症状（眩晕、头痛、失眠、抑郁等），以及电解质紊乱、听觉损害和过敏等反应。出现上述任何情况，均应及时和医生联系，以便妥善处理；不要自行停药或任意更改治疗方案，这会直接影响治疗效果。擅自停药还可能导致体内结核菌变异而产生耐药，导致后续治疗更加困难。因此，服药过程中如出现不良反应，患者应及时就医而不要自行停药。

❿ 抗结核药物有什么主要不良反应？

常用抗结核药的不良反应发生率排序依次为胃肠道反应、血尿酸升高、皮肤瘙痒、肝损害、关节损害、神经系统反应、过敏反应、血液系统反应、肾损害、手足麻木等，其中以胃肠道反应、尿酸偏高及肝损害所占比例较大，其他不良反应少见。严重者可能会呕吐、视物不清、听力下降、皮疹等；有些患者还可以出现精神神经系统症状（头晕、头痛、失眠、焦虑、抑郁等）以及电解质紊乱和严重过敏等不良反应。

常用抗结核药物常见的不良反应如下：异烟肼常见的不良反应有肝毒性、末梢神经炎；利福平常见胃肠道反应、肝毒性和过敏反应；吡嗪酰胺常见胃肠道反应、肝毒性、关节疼痛等；乙胺丁醇常见视力下降、视野缩小；链霉素常见听力下降、眩晕和过敏反应等。

因此，患者治疗期间要密切观察其病情变化，关注患者临床表现和体征变化；定期监测血常规、肝肾功能、尿酸、视力、听力及影像学检查，必要时进行B超检查等，以便尽早发现抗结核药物的不良反应。

⑪ 治疗中出现不良反应怎么办？

俗语常道"是药三分毒"，药物治疗过程中，可能多少会出现一些不良反应。抗结核病药物不良反应的处置原则为：

（1）患者要将自己的既往病史如实告诉医生，医生用药前要详细了解患者的药物过敏史和肝肾疾病史，根据肝肾功能情况，谨慎联合使用抗结核药。

（2）患者要了解所服用的药物可能出现的不良反应，一旦有任何的不良反应出现，要及时报告医生或尽快就诊。

（3）口服抗结核药物一般建议晨起空腹服用，如患者耐受性差出现明显胃肠道反应，可改为饭后、睡前服或分次服用。

（4）轻微不良反应如恶心等胃肠道反应和关节痛等，可在医生密切观察下继续用药。

（5）较重的不良反应，要经过临床观察决定是否继续应用导致不良反应的药品或换药，患者不得自行任意修改化疗方案。

（6）一旦发生严重不良反应，应立即停药。

（7）停药待不良反应消失后，再次开始治疗时，应从产生不良反应可能性小的药物开始，在密切观察下，逐一增加，新治疗方案中应去除可能引起严重不良反应的药物。

⑫ 不咳嗽、咳痰了，能否停药呢？

结核病治疗通常分为两个阶段：强化期和巩固期。开始的2个月被称为强化期，一般将四种一线抗结核药物一起使用，主要目的是迅速杀死生长繁殖活跃的细菌。随着细菌逐渐被杀灭，人体表现为症状的好转、消失。但是体内原本静止潜伏的细菌并没有完全被杀死。随后的巩固期持续4个月或以上，使用2—3种药物，就是为了进一步消灭潜伏期的细菌。如果没有巩固期，一旦抵抗力低下，本来已经被打压下去的细菌就会跑出来活动，造成结核病复发。而且再次治疗时，疗效降低，且耐药的风险增加，所以结核病的治疗一定要遵守"早期、联合、适量、规律、全程"的十字方针，这个全程一般要6—8个月或以上。只要接受正规治疗，90%以上的患者是可以治愈的。所以，不能在治疗过程中感觉咳嗽、咳痰等症状缓解就自行停药。

⑬ 除了药物外，需要额外吃保健品吗？

没有相关的研究能证实保健品可以缩短结核病的治疗时间。为安全起见，发病期间不要服用过于滋补、热性的保健品。有这方面的需要可以直接咨询临床医生，不要自行盲目服用保健品，以免和抗结核药物共同作用产生不良反应。

⑭ 肺结核患者如何做好心理调节？

大部分肺结核患者是初次患病，由于对结核病缺乏了解，难免会产生一定程度的担心。首先是担心疾病影响健康甚至造成死亡；其次是担心传染给家人，增加家庭负担；再次是担心影响工作、婚姻以及受到别人的歧视；另外，还可能担心医疗费用负担问题。此外，抗结核治疗期间可能出现的不良反应，也可能给患者带来不同程度的心理压力。这样一来，有的患者可能会产生一系列的心理反应，如焦虑、恐惧、自卑感、悲观、孤僻等，甚至会产生轻生念头。

在治疗期间患者可以通过以下方法做好心理调节：通过学习主动了解结核病健康科普知识，提高对结核病的认识，首先要明白肺结核是可防可治的，摆正心态；或找医生交流充分了解自己的病情，消除治疗期间和日常生活等各方面的疑虑，有利于消除因无知造成的恐惧和不安；同时还可以通过医生和病友了解到以往治疗成功的案例，充分认识到疾病状态只是暂时的，只要坚持规范治疗，保持轻松愉快的心情积极面对，就可以战胜病魔，摆脱疾病的困扰，回到与身边的人正常交流接触的生活，这样做有利于树立治疗的信心，坚定治愈的决心；经济比较困难的患者，可利用政府减免政策，缓解经济压力；同时注意休息，加强营养，避免劳累，坚持完成治疗。如遇自身无法疏导的情绪，可以向医疗机构寻求心理支持，接受正规的心理咨询和疏导，以改善心理状态，增强治愈的信心。

⑮ 如何关爱肺结核患者？

肺结核患者因疾病而使健康受到损害，治疗又需要较长的时间，周围的人应该关爱肺结核患者，帮助他们战胜疾病、渡过难关。

（1）帮助患者正确了解结核病。结核病是一种病因明确、可防可治的疾病，绝大多数患者坚持规范治疗都能够治愈，日常生活中要掌握如何预防结核病的知识，消除社会偏见与歧视。

（2）帮助患者正确认识肺结核的传染性和致病性。要明确并非所有与肺结核患者接触的人都会被传染。如果接触者免疫力强，即使与肺结核患者密切接触而吸入了结核菌，人体免疫系统也可将结核菌杀灭而不引起感染或发病。人体感染了结核菌后不一定发病，在长期的精神紧张、生活不规律等因素作用下，免疫力下降时，体内结核菌生长繁殖才可能引起发病。

（3）帮助患者树立坚持治疗的信心与决心。排菌的传染性肺结核患者，一般接受规范治疗2周后其传染性会明显下降；经过2—3个月积极治疗后，可达到症状缓解或消失、痰菌转阴、病灶吸收，逐渐恢复健康；经过全疗程规范治疗后，90%以上的患者可以治愈，回到患病之前的正常生活。

（4）帮助患者采取预防结核菌传播的措施。帮助患者积极配合医生治疗、尽快消除疾病传染性，就是对周围的人最好的保护，采取正确的预防消毒隔离措施，减少结核菌传播。

（5）做好患者身边人的健康教育。要告诉他们预防结核病的基本知识，做好个人防护。另外，结核菌是通过呼吸道传播，不是经饮食从消化道传染，传染性消除、病情稳定的患者可以和身边的人共同进餐。多与患者谈心，以爱心唤起患者战胜疾病的信心和勇气，积极帮助患者解决遇到的困难和问题，争取早日康复。

⑯ 目前我国有哪几种肺结核患者治疗管理方式？

根据我国现行的结核病预防控制工作技术规范，目前肺结核患者治疗管理有以下四种方式：

（1）医务人员管理：由医务人员对患者进行直接面视下督导服药的管理方式。负责督导服药的医务人员以基层医疗卫生机构的医务人员为主，结核病定点医疗机构或疾病预防控制机构的相关医务人员也可以实施督导服药。

（2）家庭成员管理：由肺结核患者的配偶、父母、子女及与患者一起生活的其他家庭成员，对患者进行督导服药的管理方式。实施督导服药的家庭成员应具备的条件包括：年龄在15岁以上、小学以上文化程度，且经过医生培训后能够督促患者服药、复诊和填写相关记录。

（3）志愿者管理：由志愿者（如教师、学生、已治愈的结核病患者及其他人员）对患者进行督导服药的管理方式。志愿者具备的条件包括：年龄在18岁以上、初中及以上文化程度，且经过医生培训后能够督导患者服药、复诊和填写相关记录。

（4）智能工具辅助管理：借助电子药盒、手机等智能工具，对患者进行督导服药的管理方式。智能工具至少要具备定时提醒服药和记录服药行为的功能。

⑰ 肺结核患者管理的主要工作是什么？

有效的肺结核患者管理是保证肺结核患者得到治愈的重要保证，其主要工作是：

（1）督促患者按时服用抗结核药品，确保患者做到全疗程规律服药；

（2）观察患者用药后有无不良反应，对有不良反应者要及时采取措施，最大限度地保证患者完成规定的疗程；

（3）督促患者定期复诊，掌握其痰菌变化的情况，并做好记录；

（4）对患者及其家属进行结核病防治知识的教育，提高患者的治疗依从性及家属督促服药的责任心。

⑱ 肺结核患者是否都需要隔离？

肺结核患者是否需要隔离取决于患者是否排菌和有无咳嗽症状，肺部病灶严重程度如有无空洞、病灶范围等，同时根据患者的职业不同区别对待，并非所有的肺结核患者都需要隔离。通过有效抗结核药物的治疗，结核菌的传染性和致病力均可受到明显削弱。对于肺结核患者虽不再要求像过去那样严格隔离了，但排菌肺结核患者如果属于以下情况，仍有必要采取相应的隔离措施：

（1）经常与儿童接触的患者，如保育员、小学教师、产科及儿科医务人员、年幼儿童的家长等。

（2）与广大群众频繁接触的患者，如从事服务性行业的职工，街道厂矿、机关单位的管理人员等。

（3）集体居住或集体工作者。监管场所属于这种类型。

（4）未经有效化学治疗的排菌患者。

隔离措施主要包括：住院、家庭隔离以及必要的消毒措施等。对患者实施有针对性的健康教育，是一种省钱、省力、有效的手段，如告诫患者不要随地吐痰，咳嗽、打喷嚏时要用手帕掩住口鼻等，都能有效地阻止结核菌经空气传播。

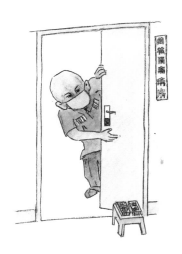

⑲ 受监管人员中的肺结核患者从医院治疗回来能跟其他人住在一起吗？

肺结核是由结核分枝杆菌引起的呼吸系统传染性疾病，痰中带菌的肺结核患者是主要传染源，肺结核患者在痰菌未转阴、病情控制稳定之前，应适当隔离。采取住院治疗或分室单独居住，室内最好不关闭门窗使用空调，经常开窗通风。患者经过治疗，痰菌阴性，病情稳定，出院后可以和其他受监管人员住在一起，但要注意做好房间的通风，保持室内空气清洁。

治愈后的肺结核患者以及非活动性肺结核患者不具有传染性，可以与其他人员同室居住。

⑳ 如何对监管场所中的肺结核患者进行隔离管理？

隔离是指控制传染源、防止疾病传染给其他人的技术措施。传染性活动性肺结核患者是结核病的主要传染源。所以要把患者安置在一定环境中，患者的分泌物、用具等均须与健康人分开。由于各种传染病的病原体排出的途径和传染的方式不同，其隔离的方法也不同，肺结核是通过呼吸系统排出病原体，又经过呼吸道侵入健康人体而传染的疾病，因此要采取呼吸道隔离。具体措施为：

（1）病区布局的污染区、半污染区、清洁区应分区明确，工作人员与患者分道出入。疑似患者和确诊患者分开安置。最好将患者单独安置在空气流通、阳光充足的房间，并减少与其他人员的接触，传染期尽量不安排探视。如无条件者，可将患者的床放置在下风向处，用屏风与他人隔开，注意经常开窗通风及清洁消毒。

（2）病房环境及用物：①地面、墙壁消毒：先清除污染物再消毒，用2000mg/L含氯消毒液擦拭或喷洒消毒，作用时间应不少于30分钟，每日1次。②物体表面：先清除污染物再消毒，用2000mg/L含氯消毒液擦拭或喷洒消毒，作用30分钟后清水擦拭干净，每日2次。③诊疗设施设备表面：先清除污染物再消毒，用75%酒精或消毒湿巾擦拭，每日2次。④病房保持空气流通或每天空气消毒2次。

（3）医疗废物处理：患者生活垃圾应丢弃在有盖的黄色垃圾桶内，按医疗废物处理。医疗废物用双层黄色垃圾袋盛装。

㉑ 监管场所中肺结核患者的同室居住者如何进行结核病筛查？

监管场所中肺结核患者的同室居住者与患者接触密切，需要同时进行肺结核可疑症状筛查、结核菌素皮肤试验、胸部X光检查。病情需要或需进行鉴别诊断者可进一步进行伽马干扰素释放试验、胸部CT检查。肺结核可疑症状者、结核菌素皮肤试验或伽马干扰素释放试验结果异常者、胸部X光或CT检查结果异常者，均需要进行病原学检查。病原学阳性者需进一步开展菌种鉴定和药物敏感性试验。病原学阳性的标本、核酸和菌株应保留，以备进行结果复核及开展菌株同源性检测。结果判定为活动性肺结核患者应尽早隔离并接受抗结核治疗；结果判断定为疑似活动性肺结核患者应先行隔离，直至可以排除诊断，并继续进一步检查或诊断性治疗。仅结核菌素皮肤试验强阳性或伽马干扰素释放试验阳性者，可进行预防性抗结核治疗。对于未能进行预防性治疗的结核菌素皮肤试验强阳性或伽马干扰素释放试验阳性者，应加强健康教育和健康监测，出现肺结核可疑症状应及时就诊，并在首次筛查后3个月末、6个月末、12个月末各进行一次胸部X光检查。筛查所有结果阴性者，首次筛查3个月后再次进行结核菌素皮肤试验或伽马干扰素释放试验，转阳者需进行胸部X光或CT检查。

㉒ 为什么要加强对结核病患者的健康教育？

结核病仍然是我国的常见病、多发病，是一个严重的公共卫生问题。随着流动人口的增加、多种耐药菌的增多及艾滋病病毒感染率的增高等，结核病防治任务仍然十分严峻。肺结核患者，尤其是涂阳肺结核患者是主要的传染源，也是治疗管理的重点对象。对患者进行健康教育的目的是使患者坚持服药、规范治疗、定期复查、接受管理和避免可能传染他人的行为，树立患者的信心，争取早日康复。因此，加强对结核患者的健康教育，有利于提高患者依从性及结核病临床诊疗工作的顺利开展，有利于提高结核病临床诊疗质量及患者治愈率，对消除传染源、减少结核病传播有着重要意义。

㉓ 结核病患者健康教育内容及方法有哪些？

（1）内容：

①相关疾病知识宣教。帮助患者及家属了解结核病的病因及主要发病机理，介绍合理用药与规范治疗的重要性，指导患者按时服药与定期复查、合理营养及充足睡眠、适量活动与休息。

②消毒隔离知识宣教。由医生、护士及相关人员向患者及其家属，宣传个人卫生及公共卫生与肺结核的关系，指导消毒隔离措施及方法。

③心理卫生宣教。告诉结核病患者及家属关于结核病的治疗，多种药品和现代的诊疗措施有较好的消毒隔离措施，引导结核患者消除恐惧、焦虑和自卑心理，树立治疗疾病的信心。

④康复知识指导。指导结核患者及其家属怎样做可以减少影响健康的各种因素及防止并发症（如咯血和气胸等）的发生，介绍可能出现的药物不良反应，指导患者及其家属应对的措施。

（2）方法：

①群体宣教。如消毒隔离制度的介绍、结核病科普知识宣传专栏、结核病患者座谈会、健康知识宣教及健康问题解答、结核病保健处方和健康教育知识资料发放等。

②个体宣教。针对结核病的诊断、治疗、检查、护理等方面的知识和健康问题，对结核患者进行个体宣教。

㉔ 监管场所中的肺结核患者能否正常工作和学习？

肺结核刚发生而处于进展期的患者，应暂时停止工作和学习，接受正规的治疗。监管场所中需进行授课、餐饮、服务业等工作的患者，应治疗成功后才恢复工作；从事其他工作的患者经正规治疗一段时间，传染性消失后，在坚持治疗的情况下可进行适当的工作或学习。具体情况应由结核病防治机构医生来决定。

㉕ 监管场所的结核病患者治疗后能参加劳动吗？

监管场所的结核病患者接受了规则的抗结核治疗，传染性彻底消除或治愈后，方可参加适当劳动。适当的劳动有利于调节心情，促进身体恢复，但应避免过于劳累，要控制活动量和活动强度，避免产生不良影响。另外，需加强营养支持，增强身体素质，提高机体免疫力，避免复发或再次被感染。

❷❻ 监管场所的肺结核患者何时可以恢复工作？

监管场所中，对于肺结核患者恢复工作和学习的时间，主要根据患者的病情、学习能力、工作内容和服务对象等不同情况而定。

（1）患者的病情。这是决定肺结核患者能否参加工作和学习的主要条件。如果患者处于排菌状态，一旦参加工作和学习，会对他人的身体健康构成威胁。此时应当积极进行抗结核治疗，即使患者自觉身体状况良好，足以胜任自己的工作和学习，但只要是病情未稳定、传染性未消除，就不能参加工作和学习，并要加强隔离措施。

（2）患者的工作或学习的能力。这是决定肺结核患者能否恢复工作或学习的必要条件。如果患者已失去原工作能力或不再适应原工作，即使病情稳定，也不能恢复工作；可在政策允许的范围内，由监管场所的管理人员适当调整其工作或学习任务。

（3）患者的工作服务对象。对从事教育、饮食及理发等工作的肺结核患者，恢复工作必须从严要求。这些人患病期间工作或学习直接地与大量的健康人接触，容易感染他人，严重可导致聚集性疫情或疫情暴发。上述人员必须同时具备全疗程结束、痰菌持续阴转至少3个月、X线检查病灶稳定才能恢复工作，否则不应急于恢复工作。

其他人员原则上只要经过治疗停止排菌、对他人身体健康不构成任何威胁，同时具备按时服药的能力积极配合治疗，即可恢复力所能及的工作。只要在工作中避免过度劳累，规律生活，如能解除思想负担，心情舒畅，食欲增加，各器官、系统生理功能逐步恢复，一定程度上有利于疾病的治疗。当然何时恢复工作应该征得医院同意并出具证明方可，不能以患者个人得失作为恢复工作的条件。

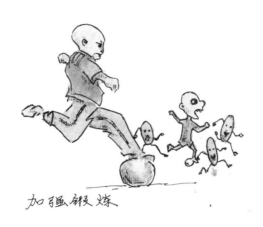

加强锻炼

㉗ 肺结核患者能跑步、打球吗？

在病程中一定时期进行适当的体育锻炼，对肺结核的治疗有利，因为体育锻炼能增强中枢神经、呼吸、循环、消化等各个系统的生理功能，使肺结核患者心情愉快，精神振奋，睡眠充足，食欲良好，体重增加，增强免疫力，前提是病情允许且要注意运动的强度。肺结核患者在选择体育锻炼的形式、运动量时应坚持因症状、病程而异的原则。肺结核患者病程较长，体质较弱，锻炼时应以不疲劳为原则。跑步、打球等运动量较大容易造成疲劳，不利于结核患者的恢复，反而会使病情恶化。对于病情很轻，没有症状，已经完成疗程，停药观察者，运动量可以相对大一些，可选用太极拳、跳舞等锻炼方式。一般状况的患者可以选用太极拳、气功、散步、保健操等形式，运动量应循序渐进。如果运动后只有极轻微的疲劳感，只需经过短时间的休息即可消除疲劳，说明其运动量是合适的。若出现心跳加快（每分钟超过110次）、心慌、头痛、咳嗽、大量出汗、体温升高、食欲下降，以及经过10个小时的睡眠仍不能消除乏力和不适，就表明运动量过大，应适当进行调整或休息几天。

28 什么情况下肺结核患者要立刻停止锻炼？

结核病患者锻炼时应注意自我监护，若在锻炼过程中出现下列情况时应立即停止锻炼：

（1）剧烈胸疼或胸闷。

（2）痰中带血或咯血。

（3）心慌、气短或呼吸困难。以下情况不宜进行体育锻炼：①有发热、咯血、气短的肺结核患者；②结核性渗出性心包炎、结核性渗出性胸膜炎及结核性腹膜炎的积液未消失之前；③肺结核有严重合并症如大咯血、自发性气胸、肺部继发感染、糖尿病、肺心病。④耐多药肺结核强化期可短期住院休息治疗；⑤抗结核药物治疗出现严重毒副反应的患者；⑥需要外科手术的患者。

八、特殊人群

❶ 什么是艾滋病？

艾滋病的全称是"获得性免疫缺陷综合症"（英文简称AIDS），由人类免疫缺陷病毒（又称艾滋病病毒，英文简称HIV）引起，是以人体免疫系统全面损害为特征、病死率较高的传染病。主要表现为CD4+T细胞大幅度下降，临床表现为机体抵抗病症的能力逐渐下降，直至完全丧失，最后患者大多死于一种、多种机会性感染疾病或肿瘤等。

❷ 为什么要在监管场所进行结核分枝杆菌/艾滋病病毒双重感染的筛查？

结核分枝杆菌/艾滋病病毒双重感染是指艾滋病病毒感染者同时也感染了结核菌，但属于感染状态尚未发展成为活动性结核病患者，称之为"结核分枝杆菌/艾滋病病毒（TB/HIV）双重感染"。如艾滋病病毒感染者或艾滋病患者同时患有活动性结核病时，则称之为"艾滋病合并结核病患者"。

艾滋病病毒感染者和艾滋病患者在监管场所所占比例较一般社会场所高，这些人因免疫功能较低，容易感染结核菌等机会性感染疾病，且感染后容易发病。而监管场所人群聚集，人员之间相互接触机会较多，一旦发生结核病疫情，容易引起传播，造成严重后果。因此，要在监管场所进行结核分枝杆菌/艾滋病病毒双重感染的筛查。

❸ 为什么艾滋病病毒感染者和艾滋病患者更容易发生结核病？

艾滋病病毒攻击人体免疫系统，包括CD4+T淋巴细胞、单核巨噬细胞和树突状细胞等，致使人体丧失抵抗外界病原体的能力。艾滋病病毒感染者病程进展的重要指标就是CD4+T淋巴细胞数量不断减少，进入艾滋病发病期后，患者CD4+T淋巴细胞计数多<200个/μL，这时人体的免疫系统已经严重受损，失去了免疫系统的保护，人体很容易患上各种"机会性感染和恶性肿瘤"。因此，艾滋病病毒感染者或艾滋病患者，一旦与排菌的肺结核患者接触，就很容易感染结核，进而病情进展甚至恶化，发展成活动性结核病，包括肺结核及各种肺外结核病。相关研究表明，一个正常人感染结核菌后，在他一生中只有10%的机会发展为活动性结核病，而艾滋病病毒感染者或艾滋病患者，在一年中就有10%的机会发生结核病，一生中发生结核病的概率达50%，感染后发病通常是在感染后的前2—5年。

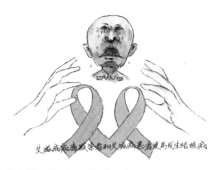

艾滋病病毒感染者、艾滋病患者更容易发生结核病

❹ 艾滋病病毒感染者和艾滋病患者合并结核病有什么特点?

艾滋病病毒感染的任何阶段都可能出现活动性肺结核。艾滋病病毒感染者发生结核病经常是通过隐性感染的再激活,超过一半的患者先发现结核病,后发现同时感染艾滋病病毒。在结核病高疫情地区,一方面,既有原先为结核潜伏感染者在感染艾滋病病毒后,加快发展为活动性肺结核的进程。另一方面,由于艾滋病病毒感染者在机体免疫力降低时容易感染结核菌,并发展为活动性肺结核。此外,感染艾滋病病毒改变了结核病患者的临床表现,出现了越来越多的病原学阴性肺结核患者和肺外结核患者;由于免疫受到抑制,结核病更容易被传播扩散,也越来越难被诊断。

❺ 为什么在监管场所早期发现结核分枝杆菌/艾滋病病毒双重感染很重要?

艾滋病病毒感染者和艾滋病患者因免疫功能受损,容易发生机会性感染，其中感染结核菌后容易发展为活动性结核病，通过呼吸道传播，容易在监管场所造成疫情扩散。因此，要尽早发现结核分枝杆菌/艾滋病病毒双重感染，可以通过筛查，对发现的活动性结核病患者进行规范治疗，对结核潜伏感染者进行预防性抗结核治疗等措施，以期尽早干预，防止监管场所结核病疫情的发生。

❻ 怎样在艾滋病病毒感染者和艾滋病患者中发现结核病患者？

艾滋病病毒感染者和艾滋病并发结核病的患者可有长期发热、盗汗、食欲缺乏、头痛、嗜睡、消瘦、咳嗽、咳痰等症状，伴有多发性肺外结核体征且病变发展较快，且同时又可能伴有其他病原体感染，其临床表现复杂多样，相互交错而缺乏结核常有的特征，不容易被发现。值得注意的是，肺结核的诊断常先于艾滋病，平均早6—8个月，因此，应该重视肺结核的诊断，尤其是重视肺结核不典型表现的诊断，影像学诊断具有重要价值。在我国，目前主要还是依赖结核菌素皮肤试验、影像学、痰涂片检查和痰培养作为筛查艾滋病病毒感染者合并结核感染的方法。近些年一些新的结核分枝杆菌检测相关技术，尤其是一些免疫学和分子生物学诊断技术的应用，大大提高了结核病诊断的敏感性和特异性。

❼ 怎样在结核病患者中发现艾滋病病毒感染者和艾滋病患者？

在艾滋病的传播日益加剧时，对艾滋病流行较重的地区的结核病患者开展艾滋病病毒感染状况监测和常规检测，显得越来越重要。为提高艾滋病病毒检测的可及性和接受程度，世界卫生组织倡导实施一种新型扩大的艾滋病病毒抗体检测策略，即医疗卫生机构医务人员主动提供艾滋病病毒检测和咨询服务（PITC）。结核病门诊常规开展艾滋病检测和咨询，即对结核病防治机构的所有结核病患者进行常规的艾滋病病毒抗体检测，提供结果告知、咨询、预防和转介服务；将结核病门诊作为艾滋病病毒感染者和艾滋病患者进入艾滋病预防、治疗和关怀体系的切入点；尽早且尽可能地发现艾滋病病毒感染者和艾滋病患者，防止二代传播。

❽ 结核分枝杆菌/艾滋病病毒双重感染者如何治疗？

结核分枝杆菌/艾滋病病毒双重感染的治疗主要包括抗结核治疗、抗病毒治疗和调节免疫治疗。一般情况下，遵循优先进行抗结核治疗的原则。艾滋病病毒感染者或艾滋病患者合并肺结核或肺外结核时，抗结核治疗原则和治疗方案与未感染艾滋病病毒者没有区别。由于一些抗病毒药物和抗结核药物之间存在相互作用，患者在同时进行抗结核和抗病毒治疗时，应谨慎选择药物和治疗方案，并密切监视不良反应。抗结核治疗尽量采用每日治疗方案，并严格根据患者体重，决定用药剂量。

双重感染患者的治疗一定要遵照医生的嘱咐，定期复查，一般采用标准治疗方案进行抗结核治疗。在某些情况下，疗程可延长，甚至长达12个月或以上，尤其是对于肺外结核。此外，治疗期间应督促患者定期接受CD4的检测。

艾滋病患者一旦开始抗病毒治疗，就要求终生服药。为了避免耐药性的产生，抗病毒治疗要求患者保证治疗依从性，定期复查随访。开始接受抗病毒治疗的患者应在治疗开始后的第1个月内，每周到监管场所的医院（医务室）进行复诊，以评估药物不良反应和依从性。如果患者能耐受治疗，患者可在开始治疗的第2个月中每2周复诊1次。之后的复诊可以按照实验室监测时间表进行。如果患者不良反应较严重，应该加强对其的随访支持，并发现可能的并发症，以保证治疗依从性。

❾ 艾滋病病毒感染者/艾滋病患者怎样预防肺结核？

肺结核是艾滋病最常见的机会感染性疾病，也是艾滋病最常见的死亡原因，因此，艾滋病病毒感染者/艾滋病患者早期预防肺结核很重要，应注意以下四点：

（1）艾滋病病毒感染者/艾滋病患者应及时自检。包括以下三种情况：①早期自我发现是否有结核病可疑症状，包括咳嗽、咳痰超过2周，或有咯血或痰中带血等症状；②避免与活动性肺结核患者长期接触，因艾滋病会导致机体免疫缺陷，比健康人群更容易感染和发病，减少接触能降低患病概率；③如伴有危险因素和易感性增高者，如吸毒和酒精滥用等情况，则更容易导致合并感染结核。

（2）定期进行结核病检查。在艾滋病病毒感染者/艾滋病患者中开展肺结核可疑症状者筛查。艾滋病病毒感染者/艾滋病患者应当每年至少一次到当地结核病定点医疗机构进行结核病检查，检查内容包括痰涂片和胸部X线检查等。

（3）进行预防性治疗。对艾滋病病毒感染者/艾滋病患者中的结核潜伏感染者进行预防性抗结核治疗，可以改善艾滋病病毒感染者的生存质量和寿命。如采用PPD试验进行结核感染的筛查，对硬结≥5mm的患者提供预防性治疗或患者CD4+淋巴细胞计数小于200/mL进行预防性服药。预防性治疗应在定点医院专业医生的指导下进行。

（4）多了解结核病防治知识，加强自我防范。艾滋病病毒感染者/艾滋病患者是结核病高发人群，如果发生了活动性结核病，要按医生的嘱咐进行规范治疗。结核病是可以治愈的。

⑩ 耐药结核病与艾滋病之间有什么关系？

结核病是艾滋病患者中最常见的并发感染之一。艾滋病病毒感染者由于免疫力减弱，感染结核菌（含耐药结核菌）的风险会更高。此外，艾滋病患者因免疫功能受损，临床表现复杂多变影响诊断，可能造成结核病诊断延误，加上治疗过程中药物相互作用、不良反应发生率较高等因素，降低治疗依从性及疗效，产生耐药的风险较高。

⑪ 为什么糖尿病患者易患肺结核？

糖尿病患者是结核病的易感人群，尤其是老年糖尿病患者，易患肺结核，主要是由于糖尿病患者的免疫功能多数较低，容易导致包括结核病在内的各种感染性疾病的发生。而结核病又是诱发或加重糖尿病以及发生酮症酸中毒等急性并发症重要且常见的原因之一。因此，糖尿病患者应积极控制血糖，如出现肺结核可疑症状应及时就诊。

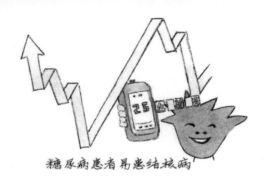

糖尿病患者是结核病的易感人群

⑫ 糖尿病合并肺结核主要的危害是什么?

糖尿病患者血糖升高，为结核菌的生长繁殖提供了有利条件。据统计，目前我国新发肺结核患者中，17%来自糖尿病患者。同时，高血糖会影响抗结核药物的吸收，影响患者的治疗效果。糖尿病是结核病的重要相关疾病之一，糖尿病患者是结核病的易感人群，而结核病又是诱发和加重糖尿病发生酮症酸中毒等急慢性并发症重要且常见的原因之一。结核病发病的高峰年龄与糖尿病发病年龄相吻合，两病相互影响，互为因果，促进发病。肺结核合并糖尿病患者的耐药率亦明显增加，已成为一个较为严重的公共卫生问题。

⑬ 糖尿病合并肺结核患者两病会相互影响吗?

糖尿病合并肺结核患者两病相互影响。糖尿病患者是肺结核的高危人群，肺结核是糖尿病患者常见的合并症，肺结核能加重糖尿病患者的糖代谢紊乱，使酮症酸中毒等并发症发生率升高，甚至导致预后凶险。糖尿病患者血液及组织内含糖量增高，蛋白质和脂肪代谢发生障碍，免疫功能下降，利于结核分枝杆菌的生长和繁殖，且更易出现多种耐药性菌株，使肺结核病情进展甚至恶化，给治疗和控制带来了很大的难度。糖尿病流行对结核病控制措施造成影响。

⑭ 糖尿病患者如何及早发现患有肺结核？

糖尿病患者应定期做健康检查，当出现咳嗽、咳痰、咯血等呼吸道症状或低热、盗汗等全身症状时应及时就诊，进行胸部X线检查、结核菌素皮肤试验、痰细菌学等检查，必要时可进行胸部CT，甚至纤维支气管镜检查，以帮助尽快诊断。

⑮ 糖尿病合并肺结核的影像学有哪些表现？

糖尿病合并肺结核的患者胸部X线片及胸部CT多表现为大片浸润影，范围广，常侵犯多个肺野，相对于非糖尿病患者而言，表现为干酪性肺炎的患者比例较高。空洞性病灶发生率亦高，可表现为厚壁空洞、薄壁空洞及无壁空洞。此外，糖尿病患者的肺内病变部位与单纯结核病患者的结核病灶部位不同，与后者多位于两肺上叶后段和下叶背段的不同，糖尿病患者表现为双下肺的病灶较多，且与血糖水平相关。肺部X线及胸部CT表现为病变多呈浸润（多样性）：干酪样病灶、进展迅速、病灶融合、有溶解倾向、易形成空洞、支气管播散病灶较多、病灶分布广泛、多呈肺段或肺叶分布、病灶密度较一致、呈干酪性肺炎表现较多见、下肺野结核病较多见。

⓰ 糖尿病合并肺结核的抗结核治疗原则是什么?

糖尿病合并肺结核的抗结核治疗原则是在血糖得到控制的基础上,同时给予抗结核治疗。糖尿病合并肺结核的抗结核治疗,与单纯肺结核一样,必须遵循现代抗结核治疗的原则,即早期、联合、规律、适量、全程。由于并发糖尿病的肺结核大多病变严重、进展快、合并糖尿病并发症,应及时采用有效或个体化治疗方案进行治疗。初治疗程应延长至1年至1年半。在治疗期间严密观察抗结核药物并发症的不良影响。一般在抗结核强化期后,再根据胰岛B细胞功能情况换用口服药治疗,合并糖尿病的耐药及耐多药肺结核的治疗原则与耐药结核病相同,但更需注意糖尿病并发症和禁忌症。糖尿病合并肺结核患者大多消瘦,对降血糖药敏感,易发生低血糖,应引起高度警惕,注意预防。

⓱ 糖尿病合并肺结核患者抗结核治疗的疗程需要多久?

肺结核合并糖尿病患者的疗程应延长到1年至1年半,甚至2年,与血糖控制水平正常与否有关。因为相对于单纯结核病患者,肺结核合并糖尿病患者无论是2个月末的痰菌转阴率还是治愈率都明显较低,病灶的吸收和空洞的闭合所需时间显著延长,而治疗失败率、死亡率和复发率较高。

⓲ 糖尿病患者如何预防肺结核?

（1）糖尿病患者预防肺结核最重要的措施是控制好血糖，减少糖尿病对机体免疫力的损伤，从而减少肺结核的感染和发病。

（2）及早发现周围的肺结核患者并采取自我防护措施，尽量减少在通风不良、人群密集的场所活动，尽量减少被传染结核菌的风险。

（3）糖尿病患者应定期体检，包括胸部X线检查，及早发现肺结核。

（4）糖尿病患者应做好自我监测。出现肺结核可疑症状要及时就诊，做到早发现、早诊断、早治疗，减少对健康的损害。

（5）如果是合并结核潜伏感染者，最好接受预防性抗结核治疗以降低发病风险。

⓳ 糖尿病合并肺结核患者怎样才可以减少肺结核的传播?

（1）糖尿病合并肺结核的患者要进行合理有效的治疗，控制血糖，积极治疗肺结核，控制传染源。

（2）肺结核患者咳嗽、打喷嚏时，应避让他人、遮掩口鼻。患者不要随地吐痰，要将痰液吐在有消毒液的带盖痰盂里；不方便时可将痰吐在消毒湿巾或密封痰袋里，后进行焚烧。通过这些途径来切断传播途径，防止结核菌的播散。

（3）肺结核患者尽量不要去人群密集的公共场所，如必须去，应当正确佩戴口罩。

（4）居家治疗的肺结核患者，应尽量与他人分室居住，保持居室通风，佩戴口罩，避免家人或同室居住人员被感染。

⑳ 年纪大了是不是更容易得结核病？

相对于年轻人，老年人的免疫系统退化，免疫功能较低，导致包括结核病在内的各种感染性疾病的感染概率增高，如果有肺部基础疾病如慢性支气管炎、哮喘和慢性阻塞性肺病等原因更易患结核病。近年来，老年肺结核有增加的趋势。

㉑ 老年人的结核病临床表现有什么特点？

由于老年人抵抗力较低，机体反应比较迟缓，所以部分老年人肺结核发病隐匿，症状和体征不明显，部分患者无自觉症状，即使有症状，也不典型，且多有其他系统的疾病，所以老年肺结核的症状常被其他慢性疾病所掩盖。老年结核病患者还可能具有多脏器病变、病程长、病情重、药物起效慢、不良反应多、依从性差、并发症多和死亡率高等特点，因此老年人是结核病诊治中需要重点关注的人群。

㉒ 老年人的肺结核传染性大吗？

肺结核分原发型肺结核，血行播散性肺结核，继发性肺结核，气管、支气管结核，结核性胸膜炎，有传染性的主要是继发性肺结核。老年肺结核多以继发性肺结核为主，传染性大

小取决于患者痰中菌量多少、咳嗽症状的轻重。传染性肺结核
患者排菌量较大则传染性大。患者正常呼吸时排出的微滴核数
量较少，在咳嗽、喷嚏或者大声说话时，可以排出大量带菌飞
沫，咳嗽症状明显的患者，剧烈咳嗽时，有大量结核菌排出，
且范围广，故传染性大。

㉓ 老年人的肺结核影像学特点有哪些？

老年人的胸部影像常常由于自身免疫功能低下及本身存
在的肺部基础疾病造成临床表现比较复杂，容易导致老年肺结
核的胸部影像学的病灶复杂多样，多为双肺分布，病灶范围广
泛，病变性质往往以干酪样坏死多见，单纯渗出性病灶较少，
容易形成支气管播散，空洞出现率较高。

部分患者病变部位不典型，以中下肺叶的病灶多见。中
青年肺结核患者的好发部位为两肺上叶和下叶背段。但老年肺
结核患者病灶没有特定的好发部位，除了上肺病灶外，中下肺
也可发生，部分患者范围较为广泛，可以同时累及多个肺叶、
肺段，尤其当患者表现为中下肺渗出性病变时极易和炎症相
混淆。

㉔ 老年人合并哪些疾病更容易得结核病？

老年人如果合并存在其他肺部疾病如慢性阻塞性肺疾病、
慢性支气管炎、肺气肿、支气管扩张、哮喘及肺间质纤维化
等，因肺功能受影响、肺部结构发生改变，易患肺结核。合并
其他系统疾病者，尤其是导致免疫功能下降的疾病如糖尿病、
自身免疫性疾病、恶性肿瘤和肝、肾功能不全等，也是结核病

的高危人群。在这些疾病中占首位的是慢性阻塞性肺疾病，其次是糖尿病患者。

㉕ 哪些老年人需要筛查结核病?

中国是结核病高流行的国家，65岁以上的老年人是我国结核病高发人群，虽然目前国内对老年人常规进行结核病筛查无相关的规定和建议，但是对于合并有免疫功能低下的老年人，建议主动进行定期结核病的筛查，包括：合并有糖尿病且血糖控制不佳者、长期进行激素治疗或者抗排异药物治疗者、有尘肺病史的患者、长期呼吸机辅助通气及有肺结核密切接触史的患者。长期禁食或胃肠道疾病导致营养不良者，亦是老年结核病发病的高危人群。缺乏社会和家庭关爱、贫穷和住宿条件不佳的老年群体，容易被忽视，也需要警惕是否有结核病。